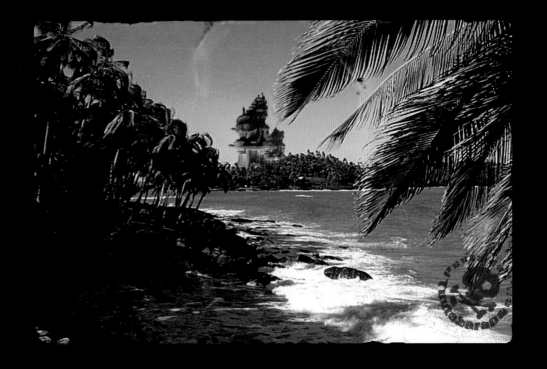

Nous sommes deux capitaines de galions pirates, lorsque la marine du Roi nous fait prisonniers et nous envoie au bagne du Calamar Matoué sur l'île Tuutebarapa dans les caraibes.

Pour notre palmarès de pillage, nous récoltons perpet' et 4 points en moins sur notre permis. Les navires pirates sont nombreux dans cette partie du globe, et l'armée royale encore plus nombreuse, il n'a pas fallu attendre longtemps avant que d'autres flibustiers et autres boucaniers nous rejoignent dans nos geôles, le premier d'entre eux est Safwan suivi de Jee et la liste d'exilés se rallonge de jour en jour.

La durée de nos peines, nous force à trouver une activité distrayante : se colorier de la tête aux pieds. C'est le début d'une serie d'integraux.

Les gardiens, des anciens bagnards devenus matons par traîtrise sont de la pire espèce, ils nous surveillent sans cesse et nous infligent de sévères punitions à chaque nouveau tatouage… Mais on s'en tape. Pour réaliser les body suits, nous sommes souvent obligés de terminer avant le levé du soleil, par peur de représailles…

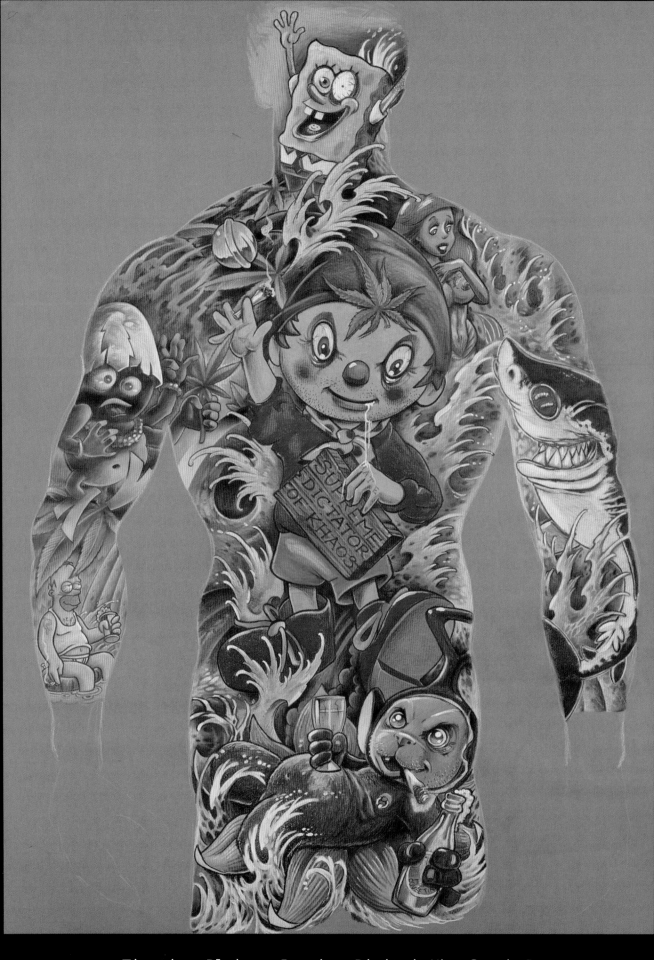

Tin-tin, Blaise, Romain, Dimitri Hk, Steph D

septembre 2006

100x70 cm

crayon de couleur

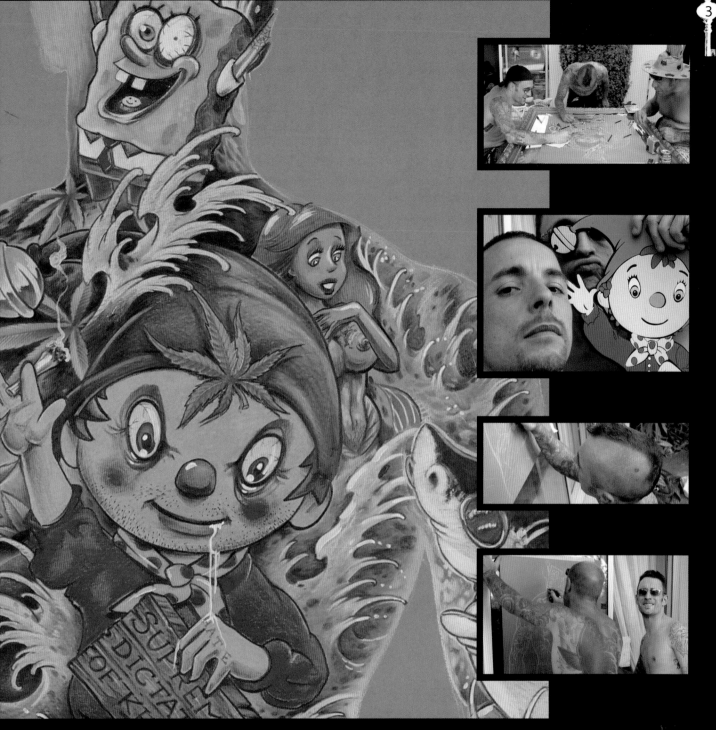

Le capitaine Tin-tin et ses bras droits
(il n'a pas de main gauche ce gars !)
Blaise et Romain se retrouvent dans la
cellule voisine de Dimitri Hk et Steph D.
Vu le bordel qu'ils foutent à base de
vannes subtiles et de fins jeux de mots,
il n'a pas fallu longtemps pour qu'ils unissent leurs forces pour tailler
des costards d'encre.

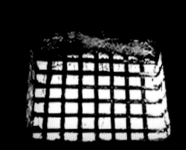
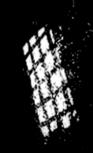

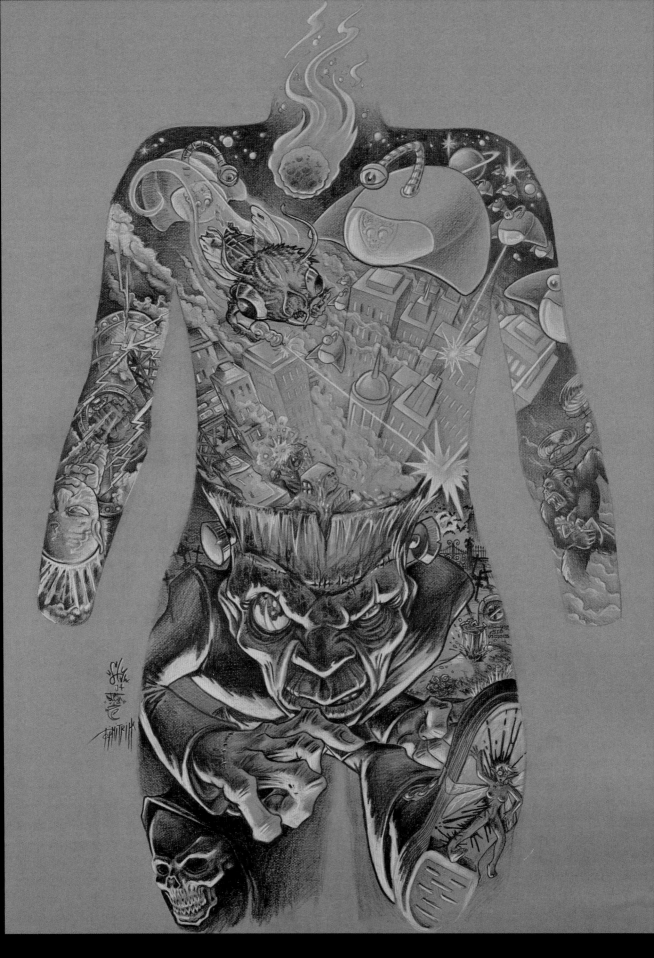

Jee Sayalero, Dimitri Hk, Steph D
novembre 2004
100x70 cm
crayon

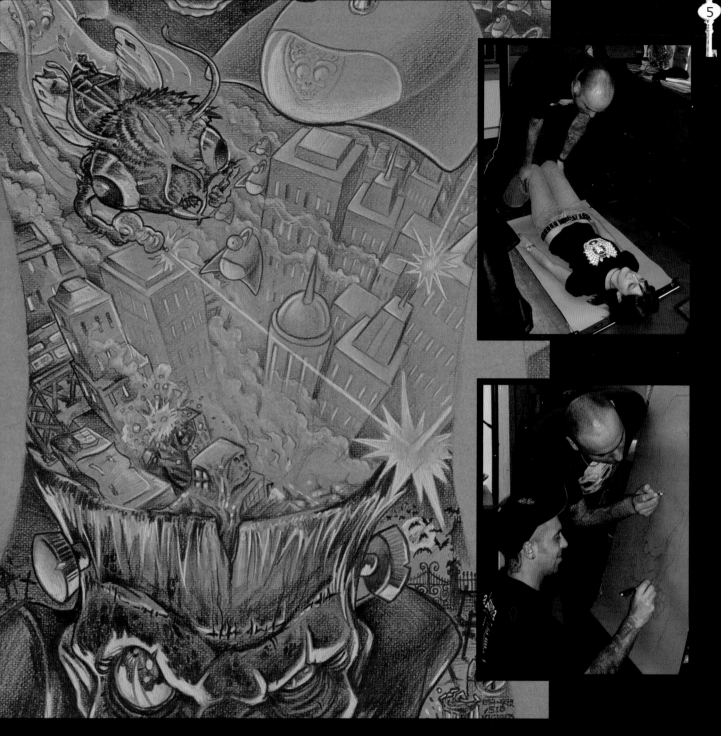

Caribean Jee, mousse sur «Le Full caña jikken»
et ancien camarade de pillages, retrouve nos
flibustiers au bagne peu de temps après leur
incarcération. Ils font ce premier tattoo
une nuit de pleine lune. Le médecin du bagne
expérimentant sur des cadavres de forçats
des nouvelles techniques de patchwork, ils
voient passer devant leur cellule de quoi
les inspirer : une créature boiteuse faite
de plusieurs morceaux de taulards différents.
La tête appartenait à un gars nommé Francky.

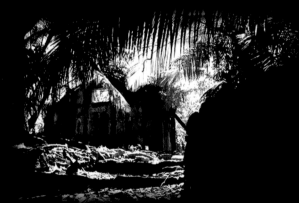

On peut aussi reconnaître l'épaule d'un autre détenu grâce à son tatouage ...Pour
le reste, seul le Doc' sait. De nombreuses disparitions dans l'infirmerie
laissent penser qu'c'est pas bon pour tézigue d'être malade ici.

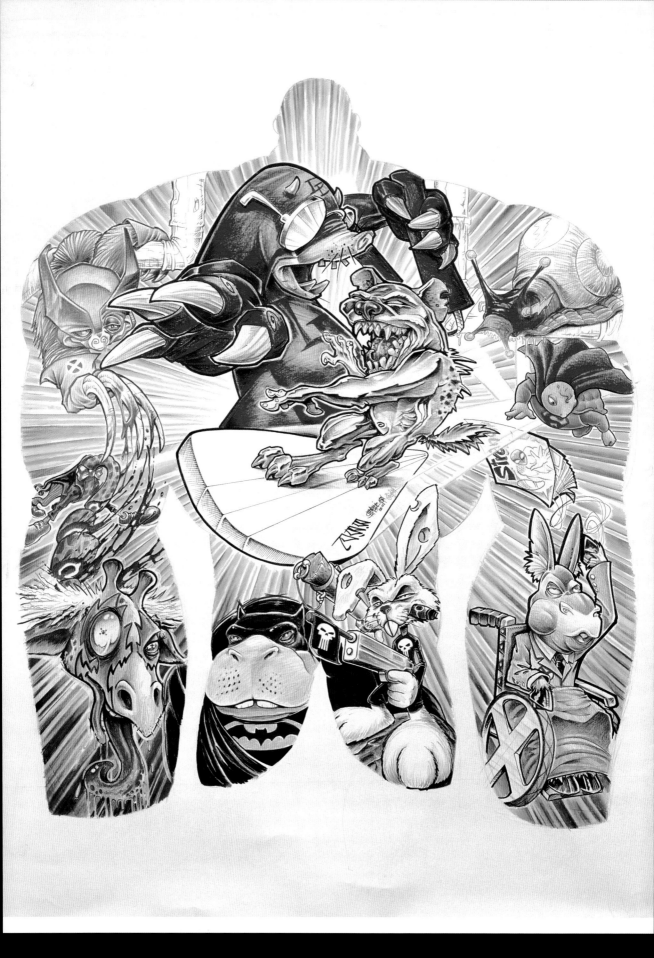

Bebert, Dimitri Hk, Steph D

juillet 2006

100x70 cm

crayon de couleur

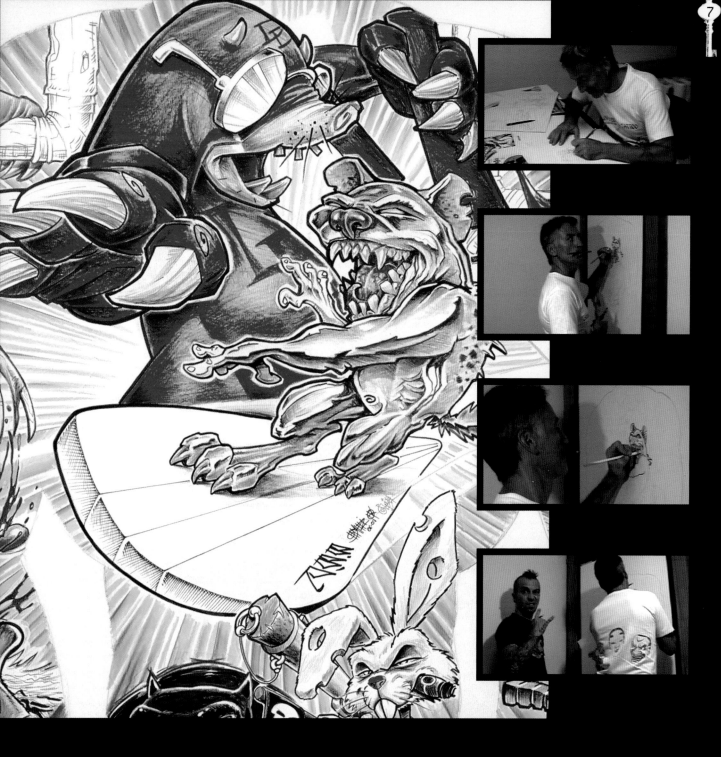

C'est par un après-midi ensoleillé qu'apparaît
cette troupe surnaturelle, avec à sa tête
le capitaine Bebert. Les prisonniers ont
espéré que c'était pour les libérer. Que
nenni ! Ces super héros égarés dans une
faille spatio-temporelle repartent aussi
vite qu'ils sont apparus. Seul Bebert,
reste sur l'île. Hors du bagne, près d'un lac, il vit tranquillement,
réalisant de magnifiques œuvres sur les indigènes de la tribu voisine :
les Dään Shii du lac.

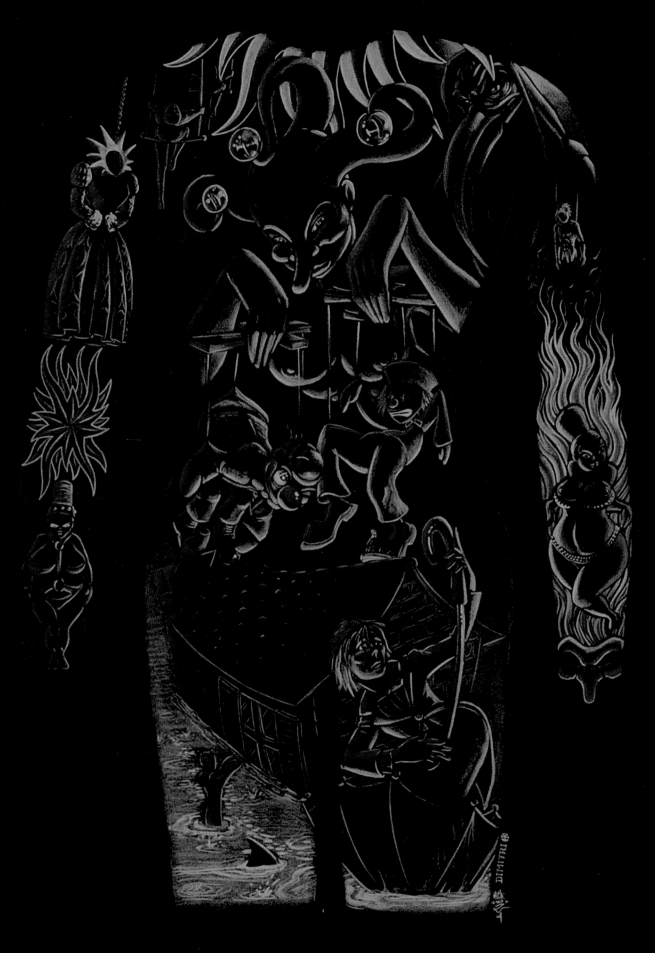

Dimitri Hk, Steph D
octobre 2004
100x70 cm
crayon de couleur

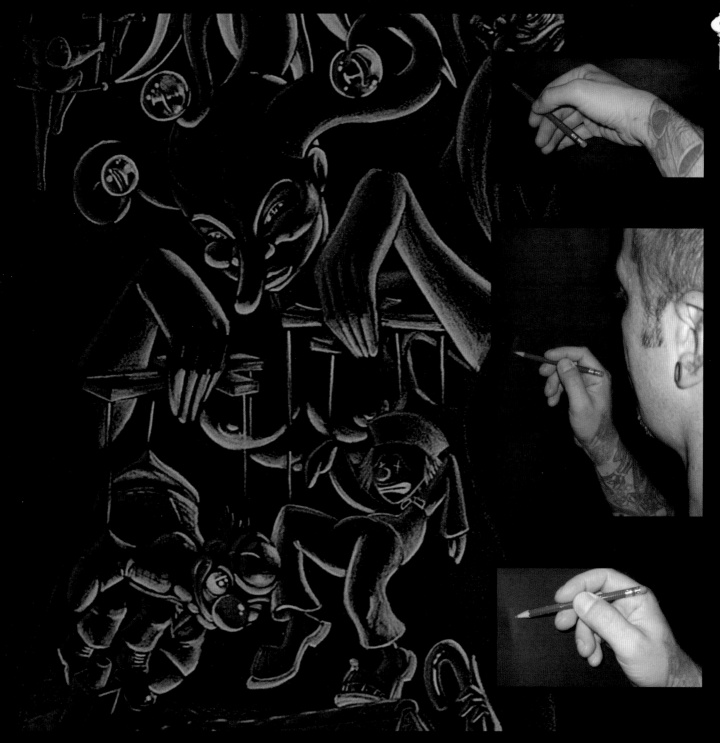

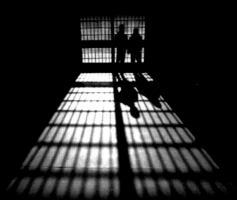

En naviguant sur les mers lointaines, on
fait de belles rencontres comme celle d'un
cracheur de feu au nom plus qu'enthousiasmant :
Guy Laliberté, directeur de cirque et
organisateur de soirées inoubliables,
Dimitri Hk et Steph D. lui offrent un body
sur le thème de son cirque ensoleillé.

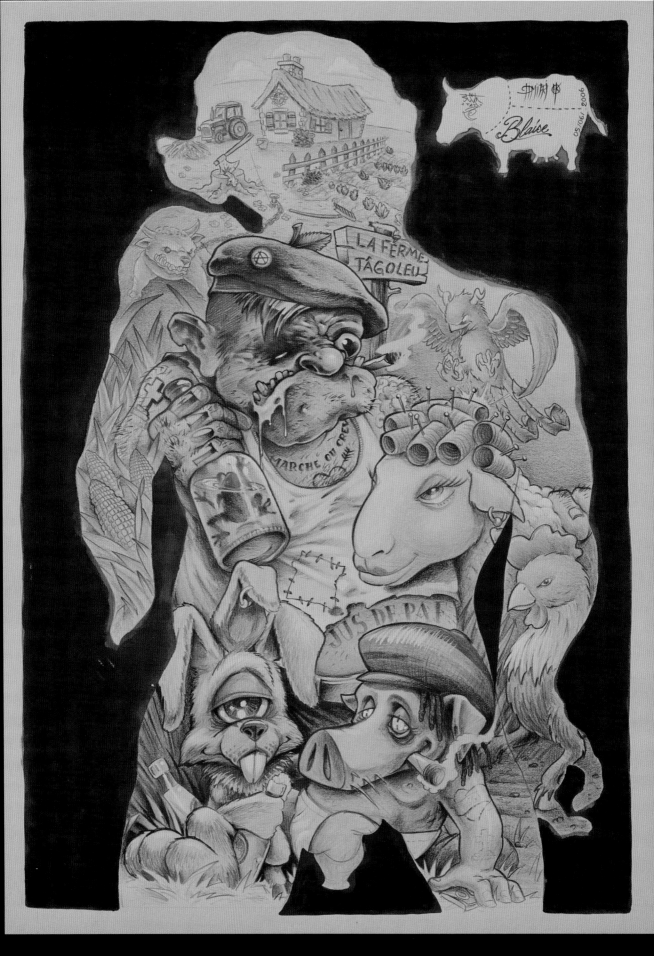

Blaise, Dimitri Hk, Steph D
juin 2006
100x70 cm
crayon de couleur

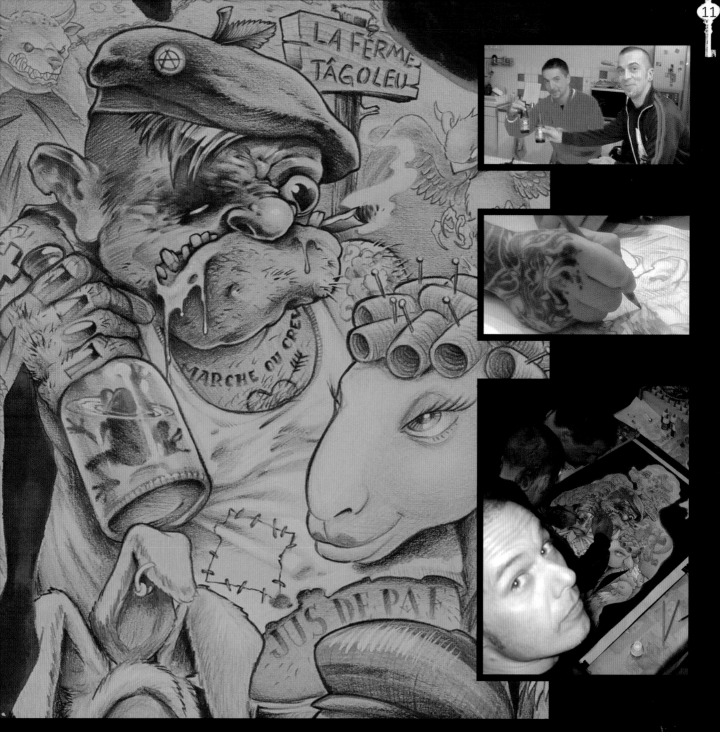

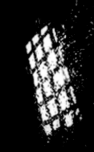

Les lieux d'incarcération sont aussi de formidables laboratoires pour les savants fous. Blaise, Dimitri Hk et Steph D. en font les frais. Lors d'une énième tentative d'évasion, ils se retrouvent dans une ferme étrange accolée à la prison. Les images horribles qu'ils y découvrent les font revenir sur leurs pas. Traumatisés, ils pondent «la ferme tâgoleu».

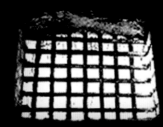

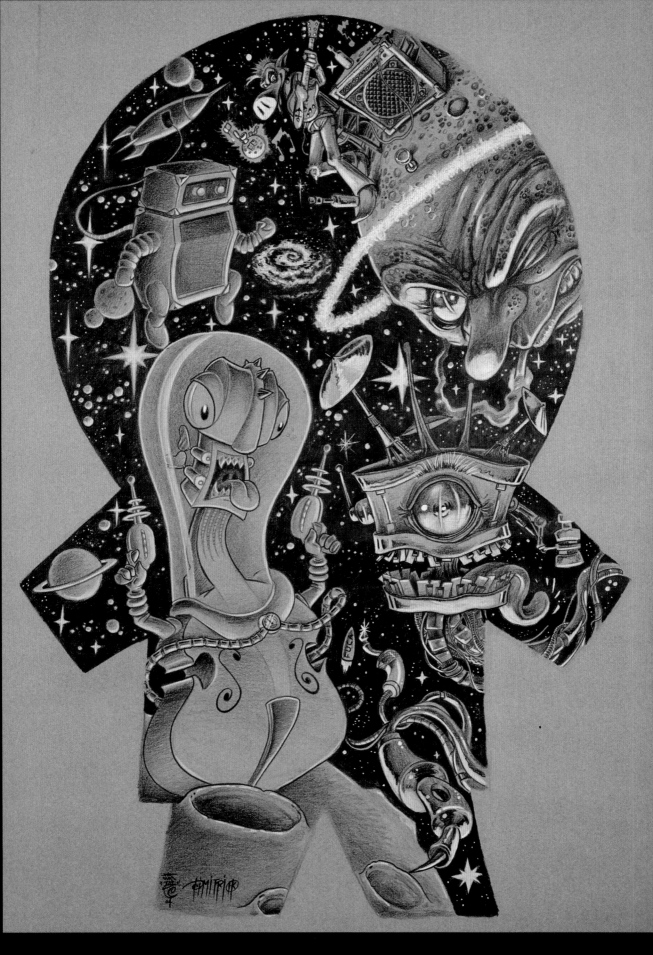

Dimitri Hk, Steph D
novembre 2004
100x70 cm
crayon

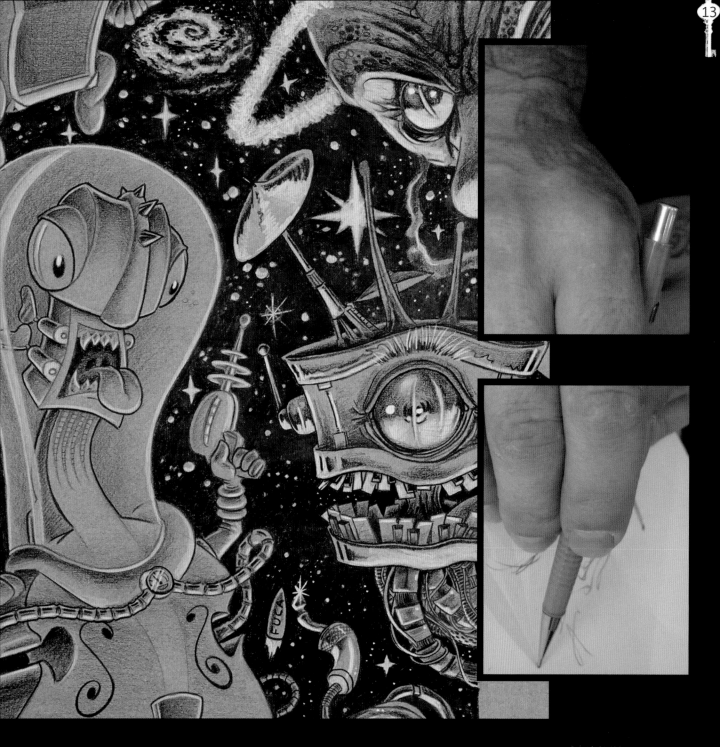

La seule musique au ballon, ce sont les fers et les coups de fouets… D'où ce projet musical pour évoquer ces joyeuses soirées rythmées des tavernes où les filles dansent sur les tables et l'alcool coule à flot. (Dédicace à Zéro).

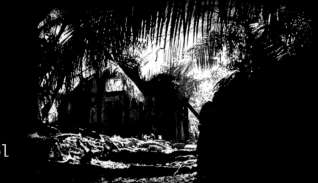

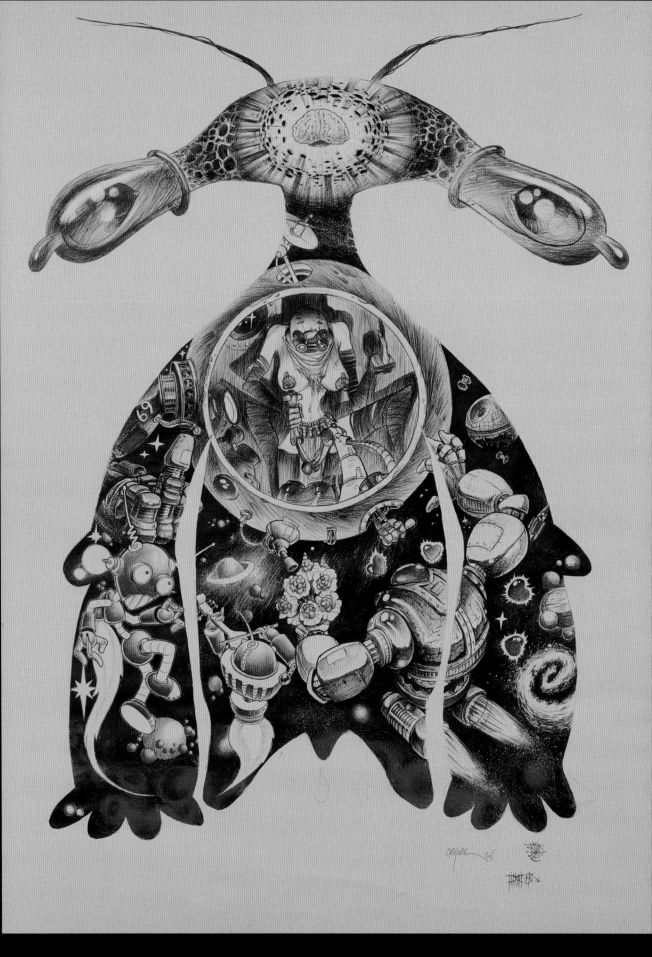

Cromwell, Dimitri Hk, Steph D

mai 2006

100x70 cm

stylo bille

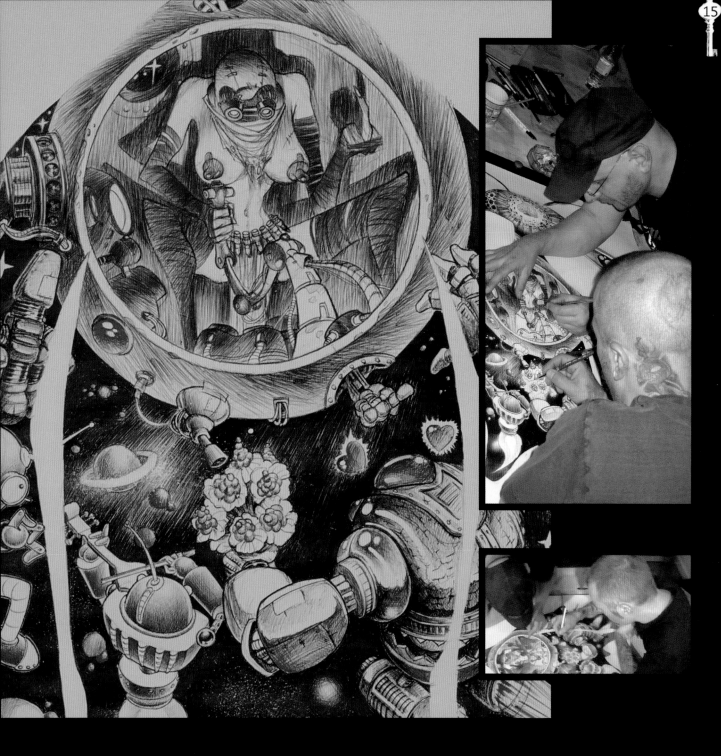

Les erreurs judiciaires, ça arrive dans les bagnes ! Une bonne assassinée par une brute sur une péniche et c'est Cromwell, le truand qui se retrouve au trou. Pour le coup, il est innocent, même s'il le mérite cent fois vu ses oeuvres agnostiques et hérétiques.

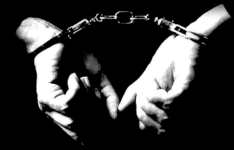

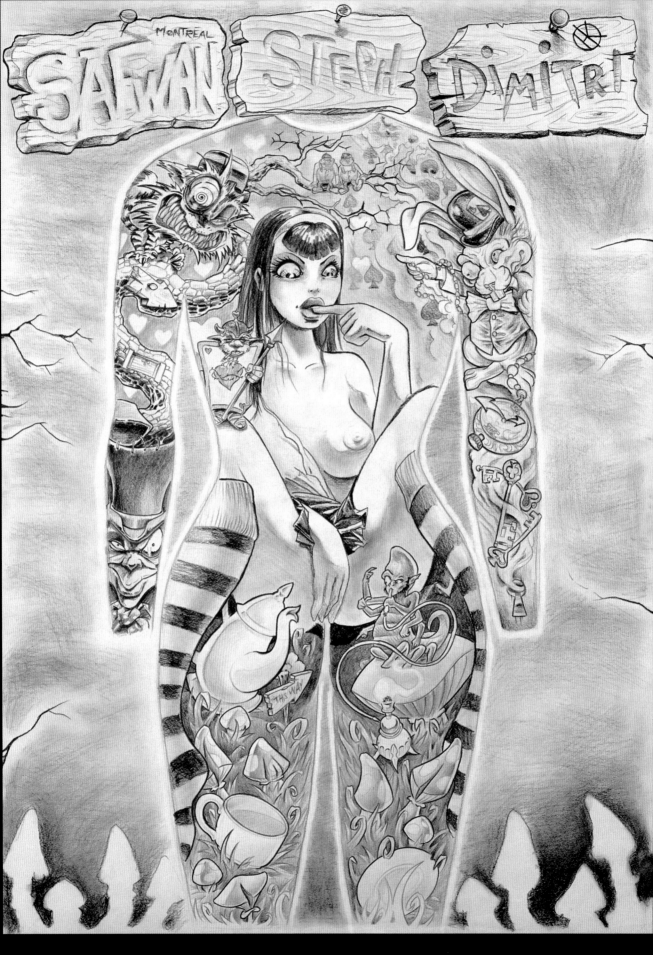

Safwan, Dimitri Hk, Steph D
novembre 2003
100x70 cm
crayon

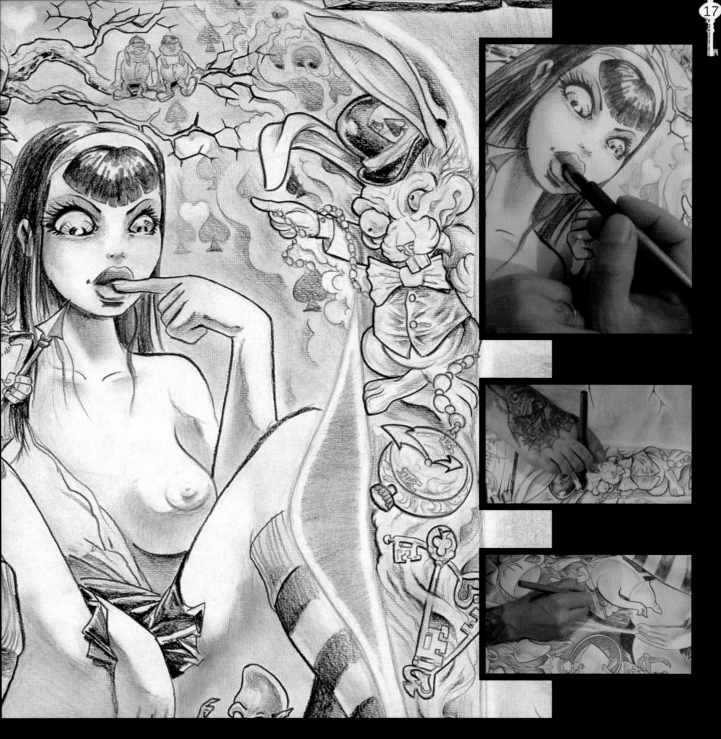

Cela ne fait pas un mois que Steph D. et
Dimitri Hk sont au bagne, que Safwan
Mortime de Montréal les a rejoints, et
c'est parti pour le premier body-suit en
collaboration. On sent qu'une présence
féminine leur manque : ils se lâchent sur

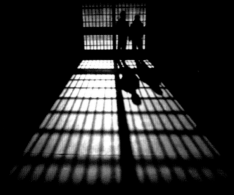

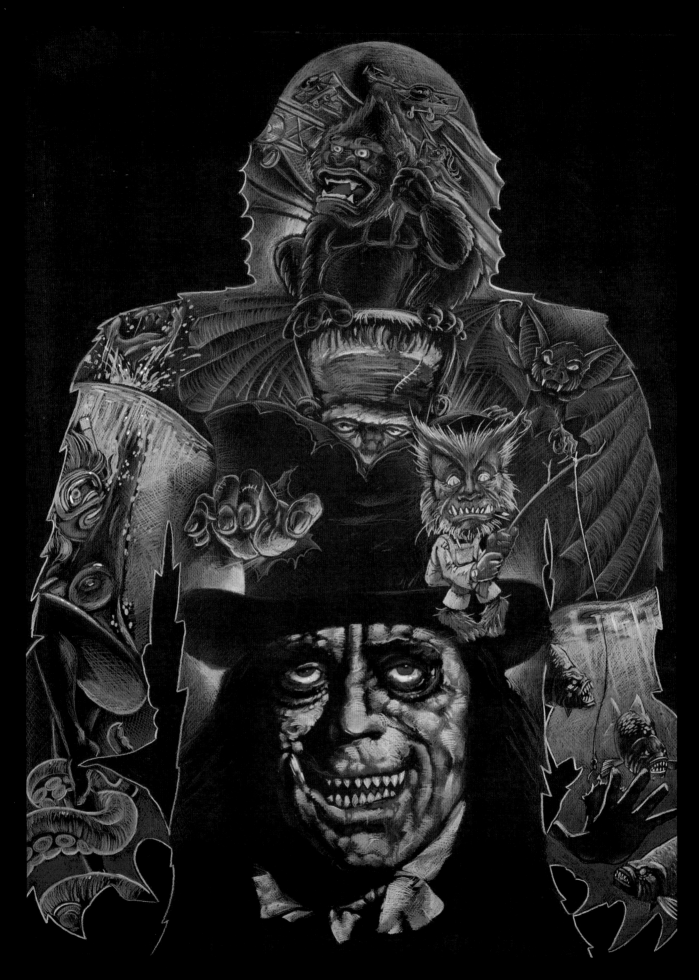

Jee Sayalero, Dimitri Hk, Steph D
avril 2008
100x70 cm
crayon de couleur

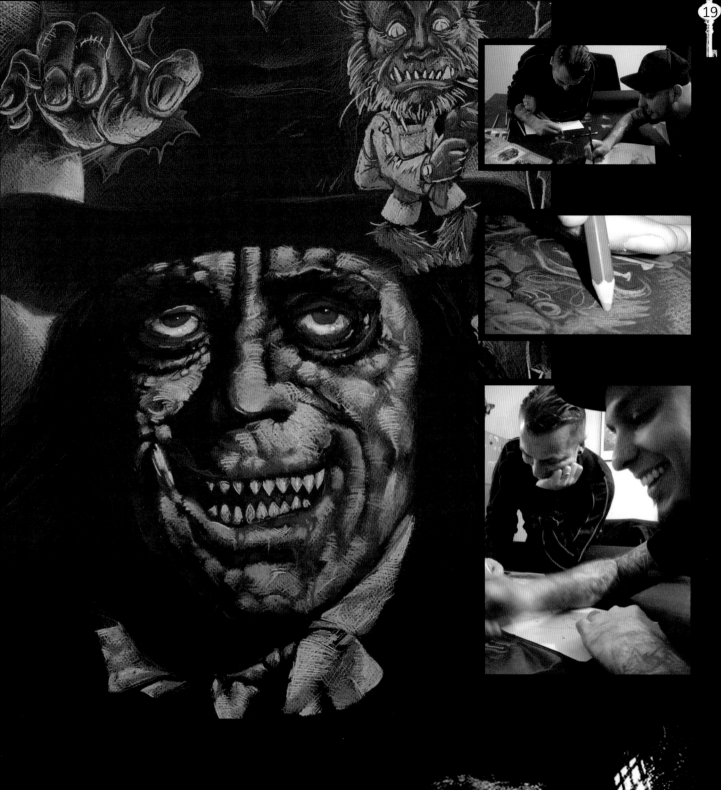

Les monstres hantent les nuits des
prisonniers, certains marquent les
esprits et sortent des rêves pour
s'imprimer sur la peau des bagnards.
Jee, Dimitri Hk et Steph D revisitent
les classiques de la littérature fantastique.

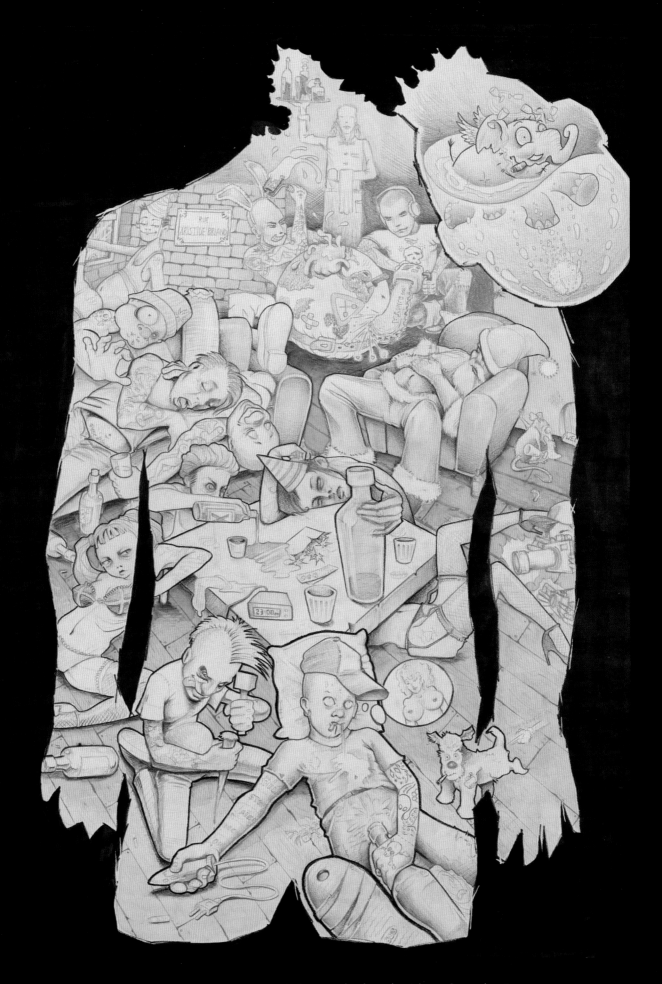

Léa Nahon, Franck, Théo, Dimitri Hk, Steph D
fevrier 2008
100x70 cm
crayon, encre & café

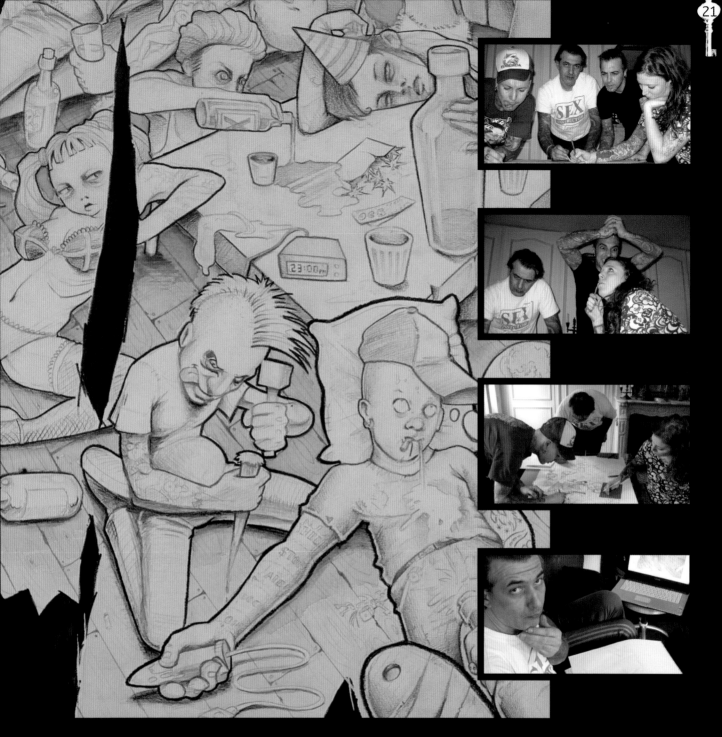

Un bruit court que de grosses fiestas s'organisent dans la cellule du capitaine Frank, le Normand.

Dim et Steph réussissent à feinter les matons pour rejoindre l'équipe du Havre composée de Frank, Théo et Léa. Le capitaine graisse la patte des gardiens pour faire passer de l'alcool. Et qu'ils se taisent. Ils y trouvent leurs inspirations pour ce body-suit.

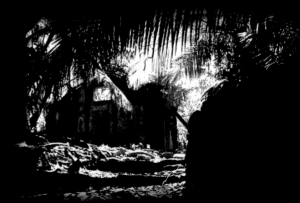

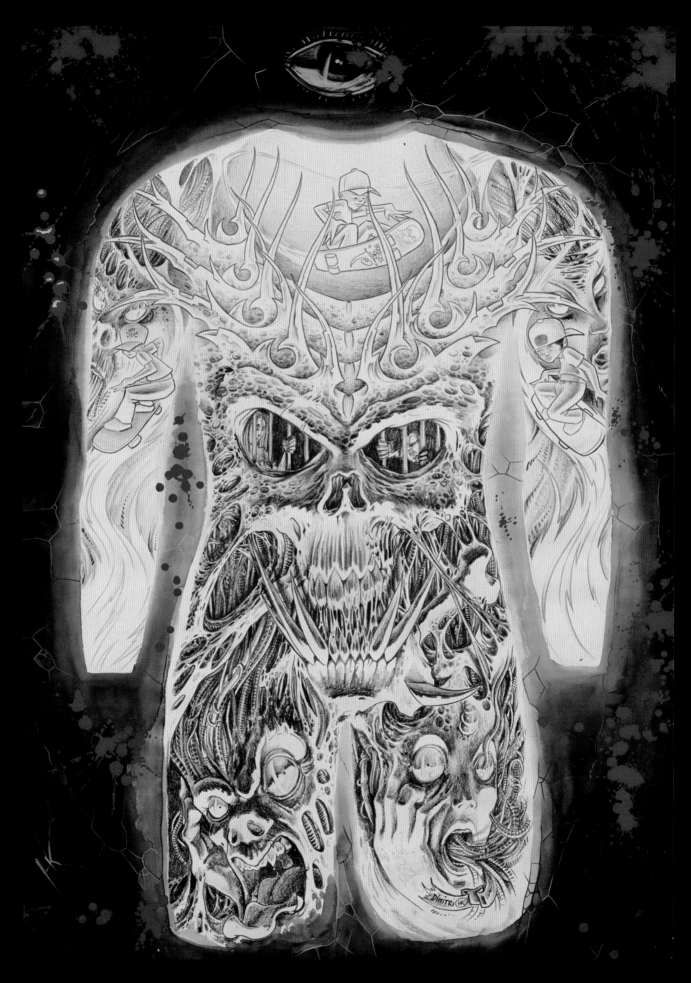

Dimitri Hk, Steph D

novembre 2003

100x70 cm

crayon

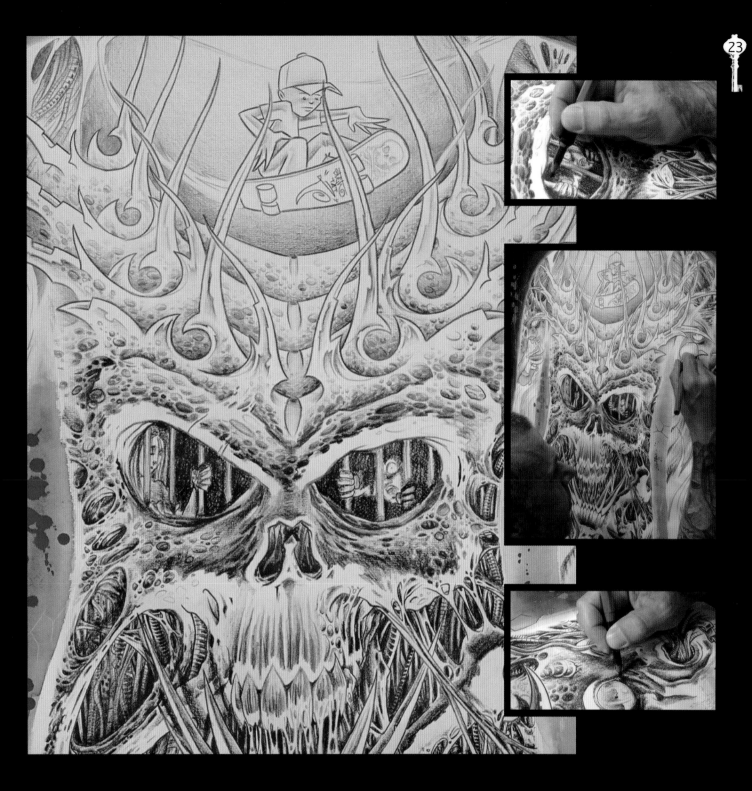

C'est dans leurs premiers temps au bagne
que Dimitri Hk et Steph D, l'esprit
cafardeux et nostalgique, encrent ce
Jolly Roger torturé. C'est pas la joie le
ballon, ils préféreraient les boire que
d'y passer leur vie.

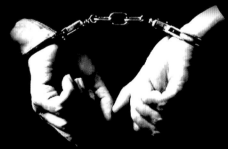

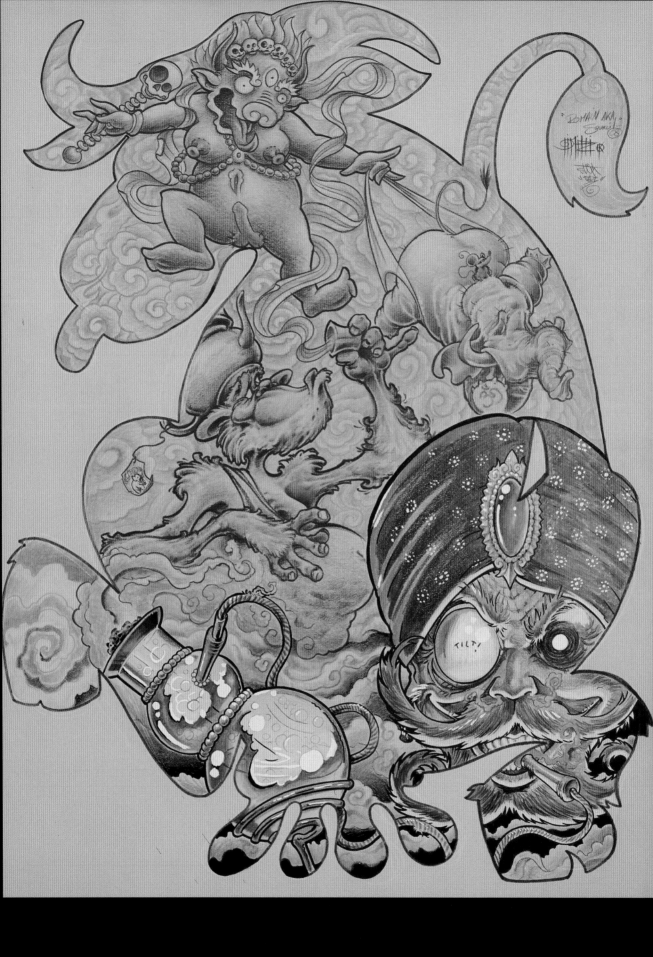

Romain, Dimitri Hk, Steph D

fevrier 2008

80x60 cm

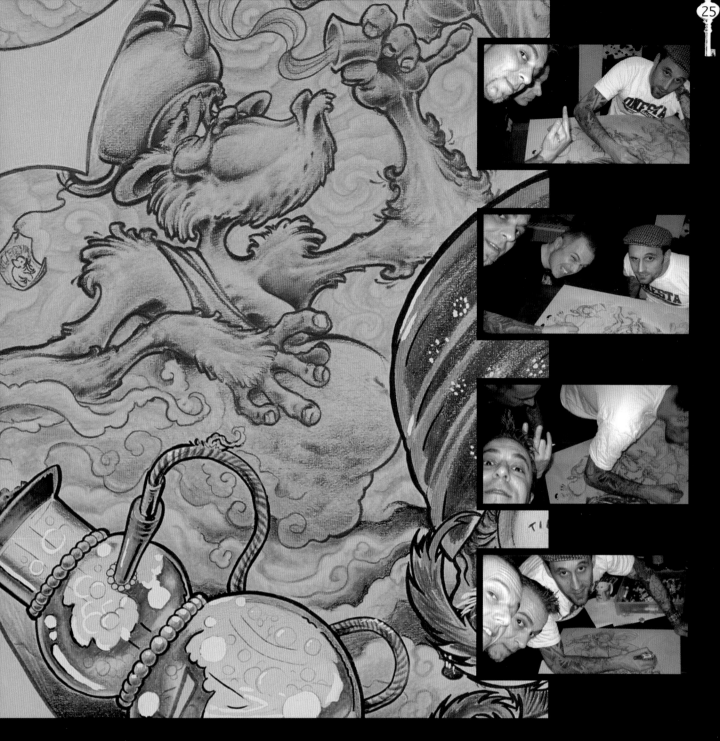

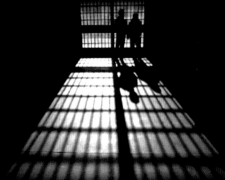

Le cuistot du camp tente une nouvelle
recette avec comme ingrédient une herbe
aromatisée poussant autour du camp. Le
résultat après digestion est étrange.
Voilà le tattoo réalisé en compagnie de
Romain sous l'effet de ce nouveau plat.
Le bazar qui règne après ce festin, décourage le chef des cuisines.

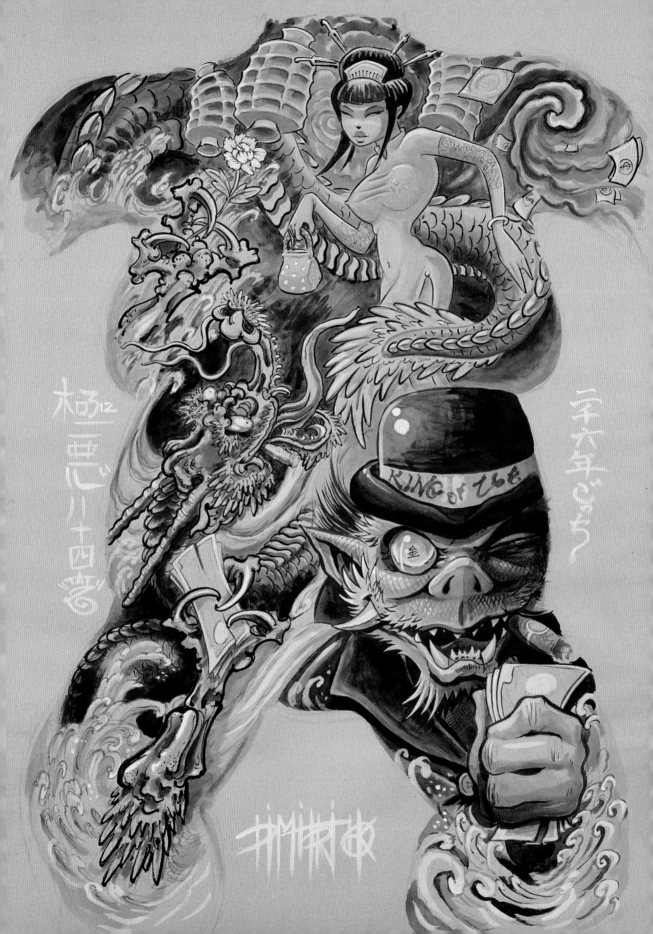

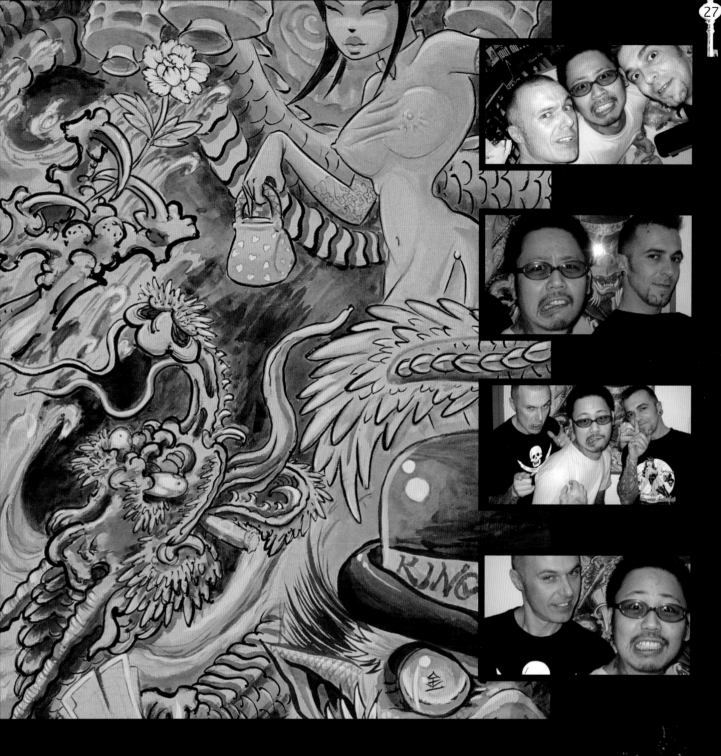

Gotch compagnon de Dimitri Hk et Steph D.
sur «Le Full caña jikken» n'a qu'une
idée en tête : s'évader. Pour sa première
tentative, il essaye de sauter par-dessus
les barbelés en construisant une catapulte
à humain avec un cocotier tendu à bloc. Il a fallu près de dix heures
pour le décrocher. A son retour du mitard, il gravera ce premier dessin
en compagnie de ses anciens compagnons de piraterie.

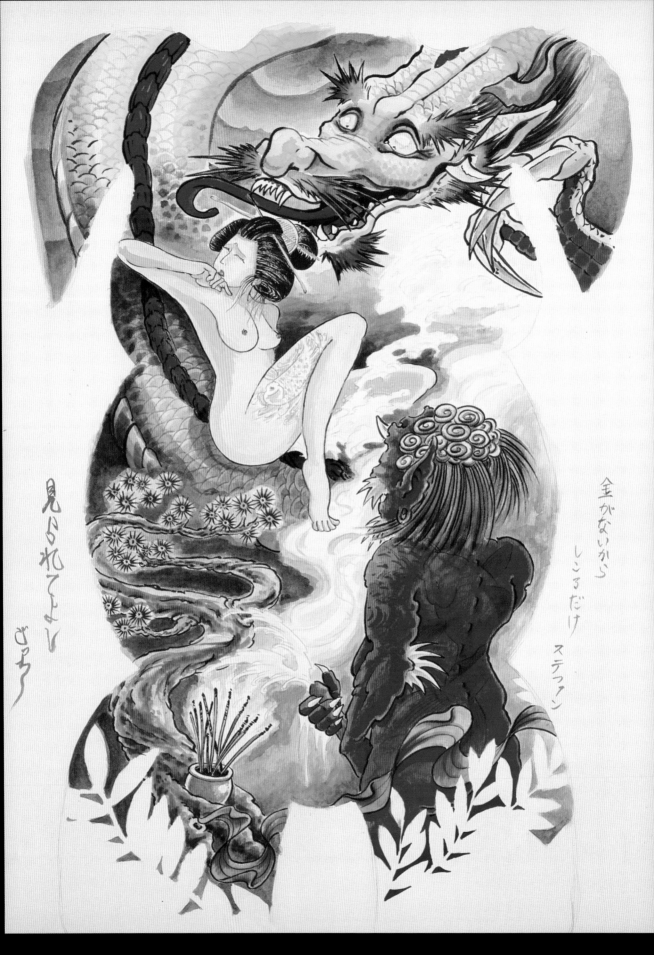

見られてよし　ぎゃぁ

金がないから　しこるだけ　ステファン

Gotch, Dimitri Hk, Steph D
octobre 2006
100x70 cm
encre

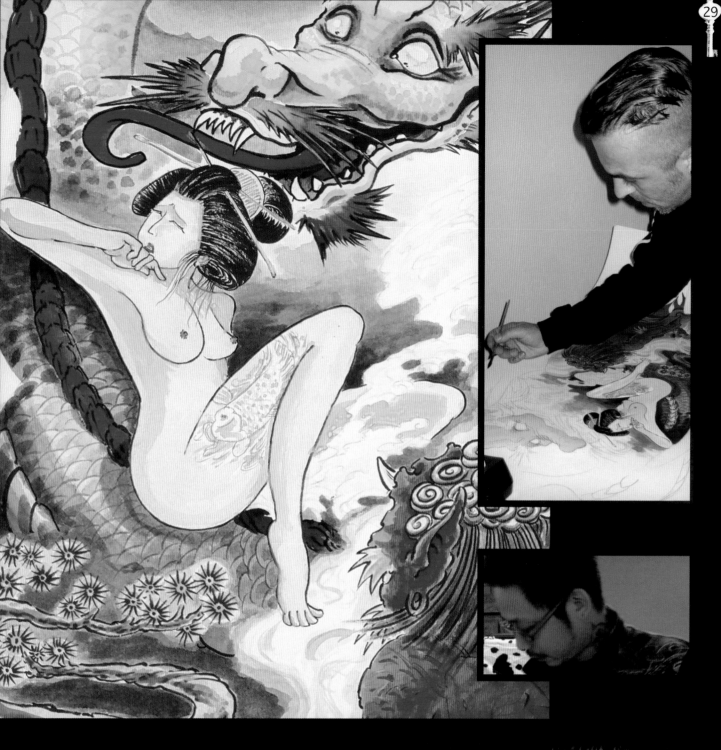

Deuxième essai pour Gotch, armé de ses baguettes, il gratte le sol espérant creuser un tunnel. Sept semaines plus tard, des ampoules plein les mains, les genoux écorchés et soixante centimètres de tunnel réalisés, il abandonne....

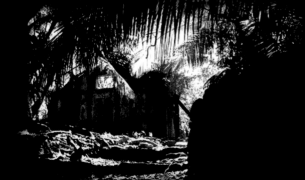

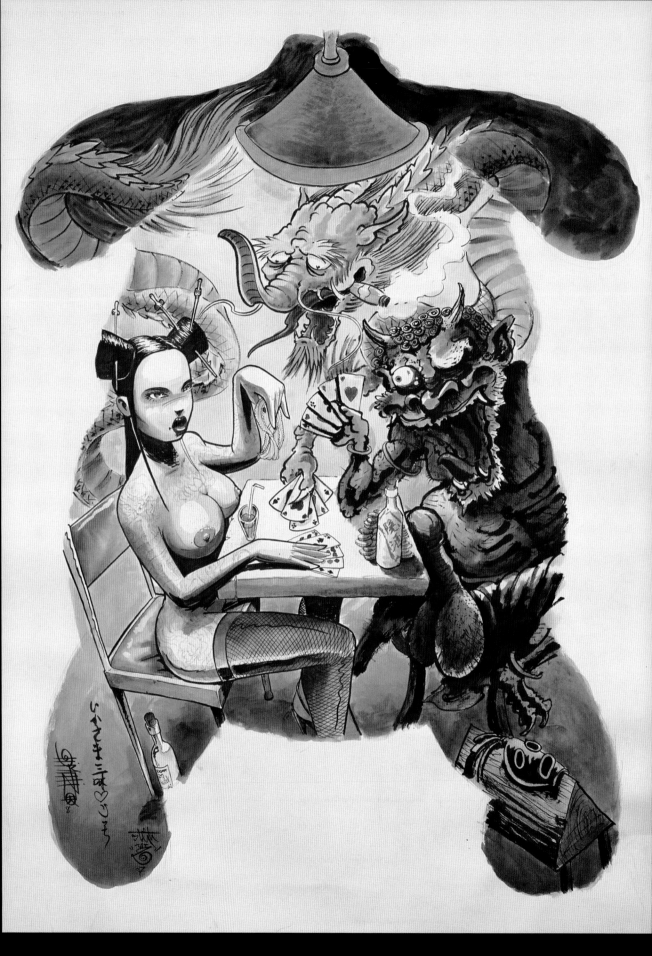

Gotch, Dimitri Hk, Steph D
fevrier 2007
100x70 cm
encre

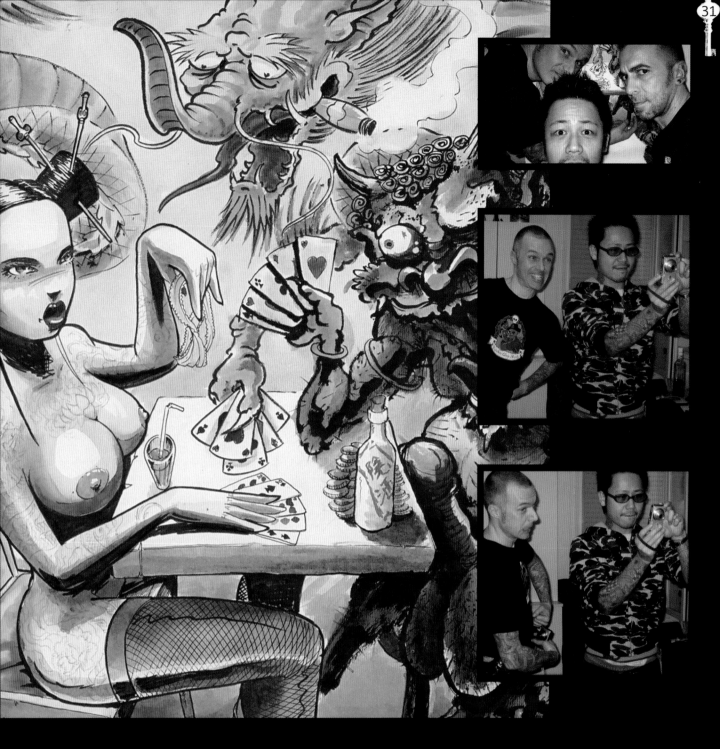

Gotch invite nos deux fameux flibustiers, ainsi que le gardien de nuit à une partie de poker. Ce n'est en réalité qu'une ruse pour subtiliser les clés du vigile. Trop maladroit, il se fait prendre la main dans le sac !!! Le maton envoie tout le monde au mitard, les allégeant de leurs gains. Précisons que Dimitri Hk et Steph D. ne savaient rien du plan de Gotch.

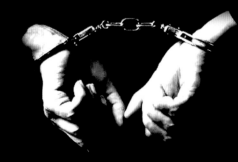

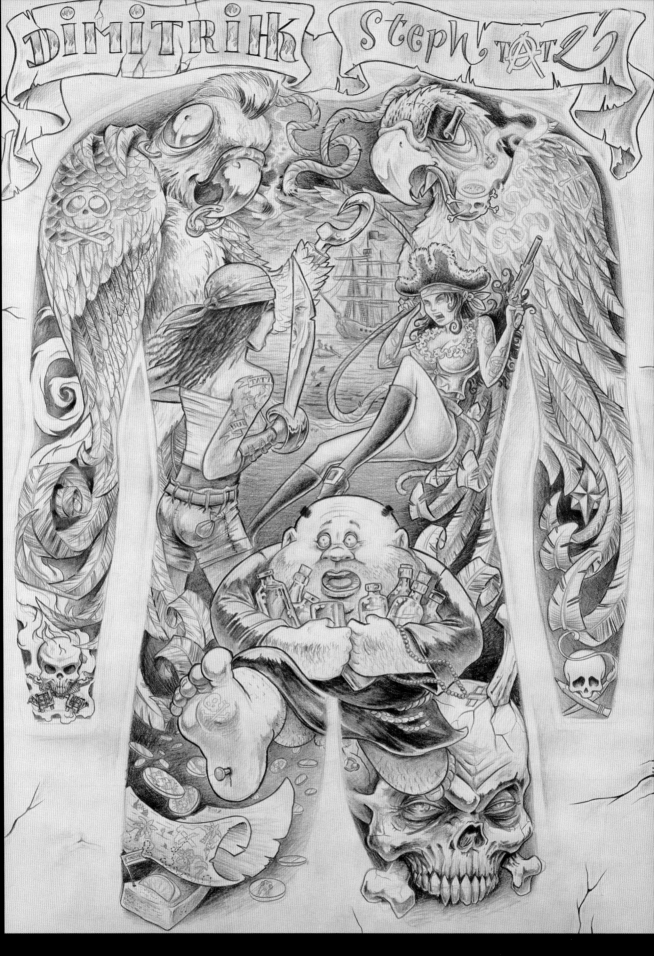

Dimitri Hk, Steph D

octobre 2003

100x70 cm

crayon

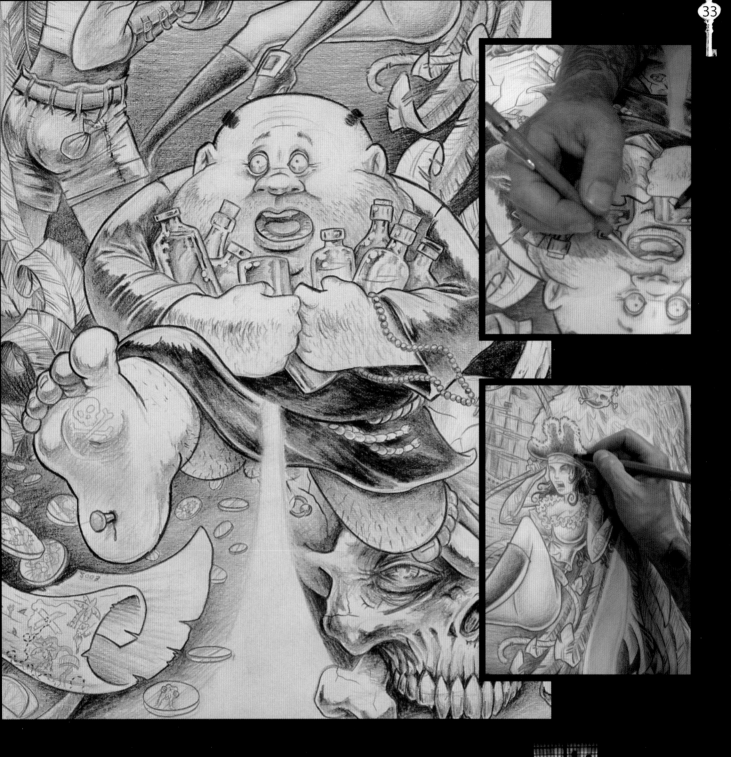

En souvenir de tous leurs abordages,
Steph D. et Dimitri Hk tatouent le père
La Gnole, un curé emprisonné pour la
contrebande d'une piquette frelatée, qui
voyage souvent à bord du « Full cana jikken ».
On raconte que la différence entre lui et
une bouteille de rhum, c'est qu'il arrive parfois à la bouteille d'être
vide... Après une nuit de piqûres, le père se réveille déssoulé… ou
presque, pas pour longtemps de toute façon….   Il est recouvert de tattoos
de la tête aux pieds.

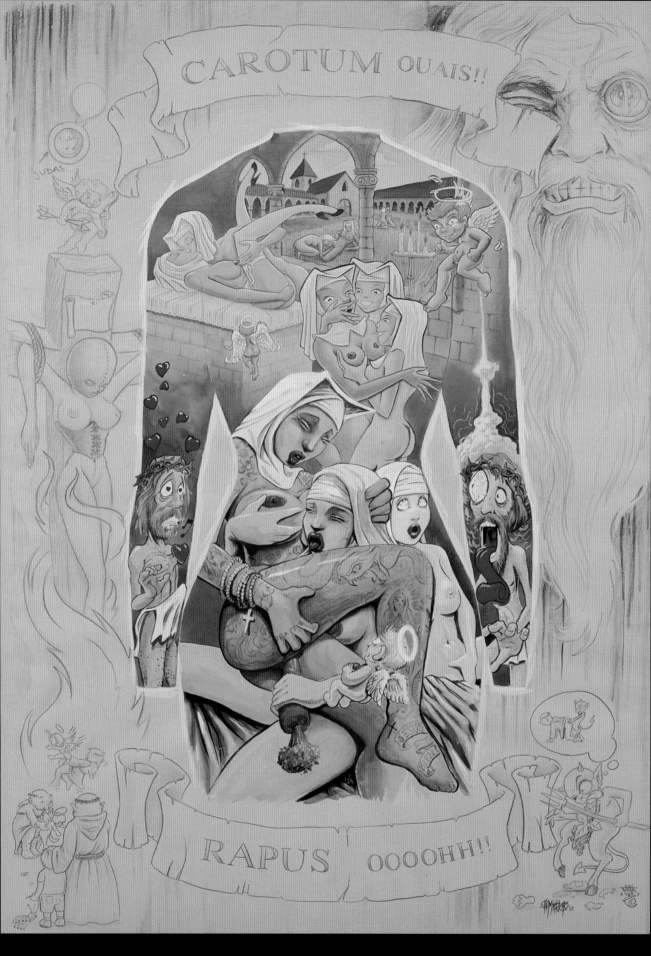

CAROTUM OUAIS!!

RAPUS OOOOHH!!

Dimitri Hk, Steph D
decembre 2005
100x70 cm
acrylique

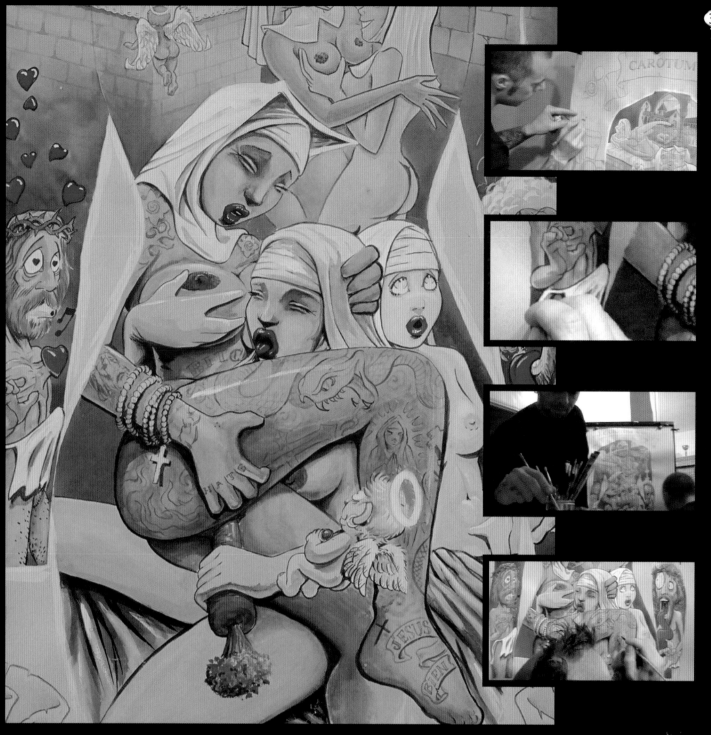

Tous les dimanches un groupe de sœurs rend visite aux prisonniers. C'est long la solitude dans un bagne. Inutile de préciser que cet intégral est réalisé dans la nuit du dimanche au lundi.

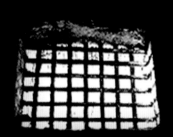
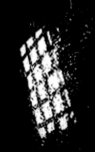

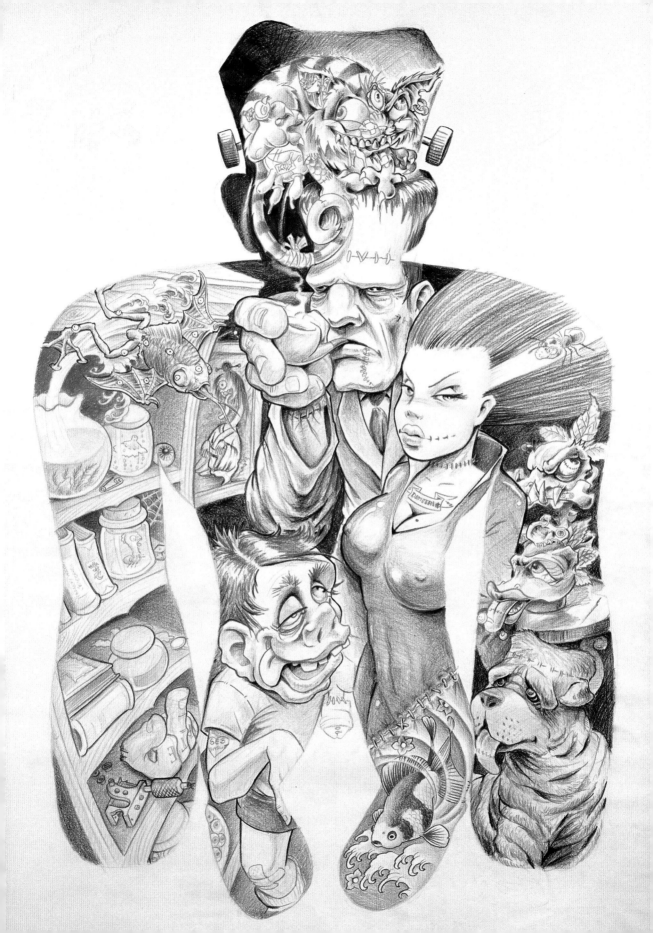

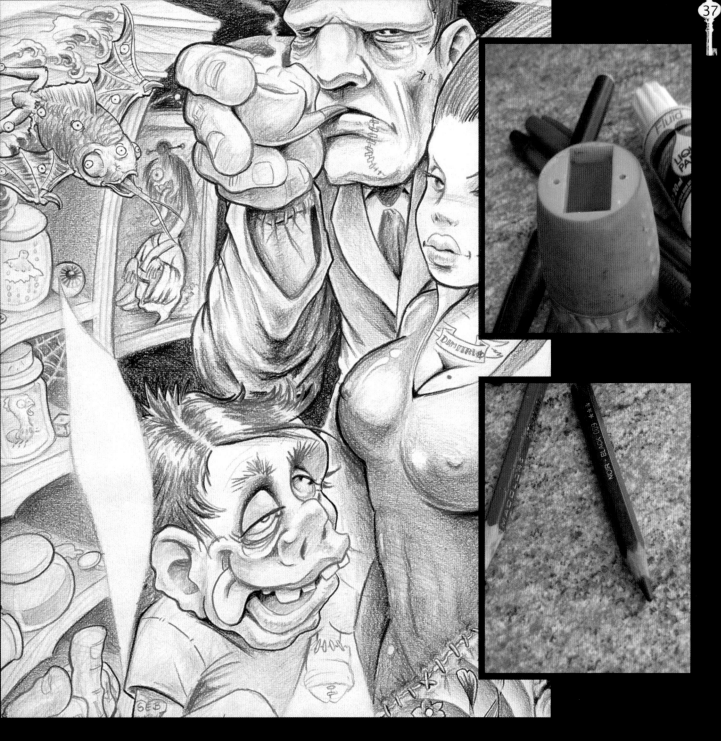

Ce coup-ci Gotch arrive à convaincre
Dimitri Hk, Steph D. et Willy de s'enfuir.
Le plan : enlever les sœurs, prendre leurs
tenues, et sortir déguisés en nonnes. Ca
se déroule plutôt bien au début... Mais
en traversant la prison, des bagnards en
manque de gaudriole tentent de les
courtiser ! Une inévitable baston s'en
suit et le retour au mitard ne tarde pas.

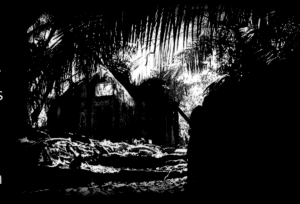

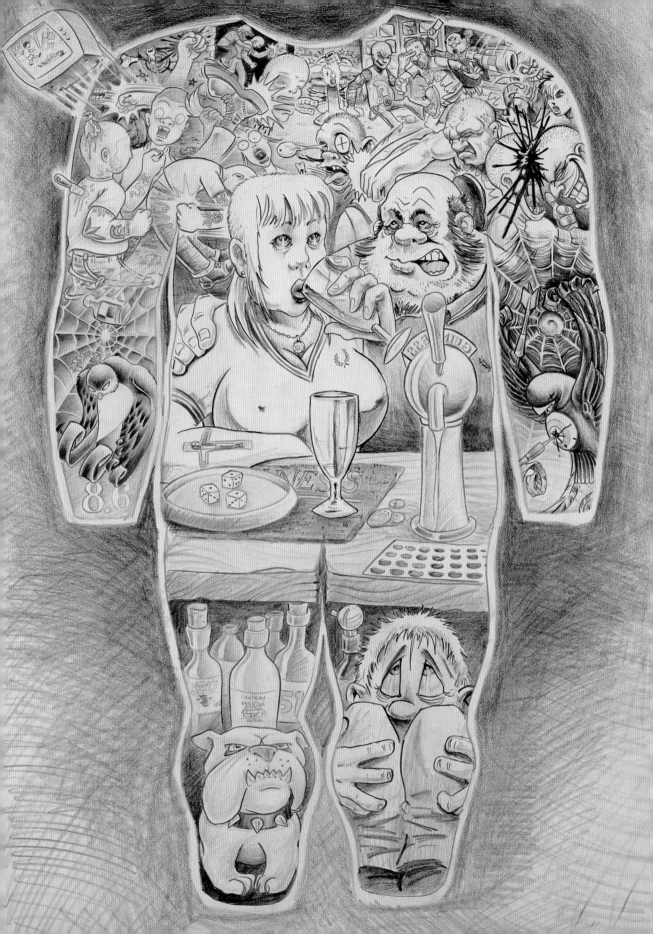

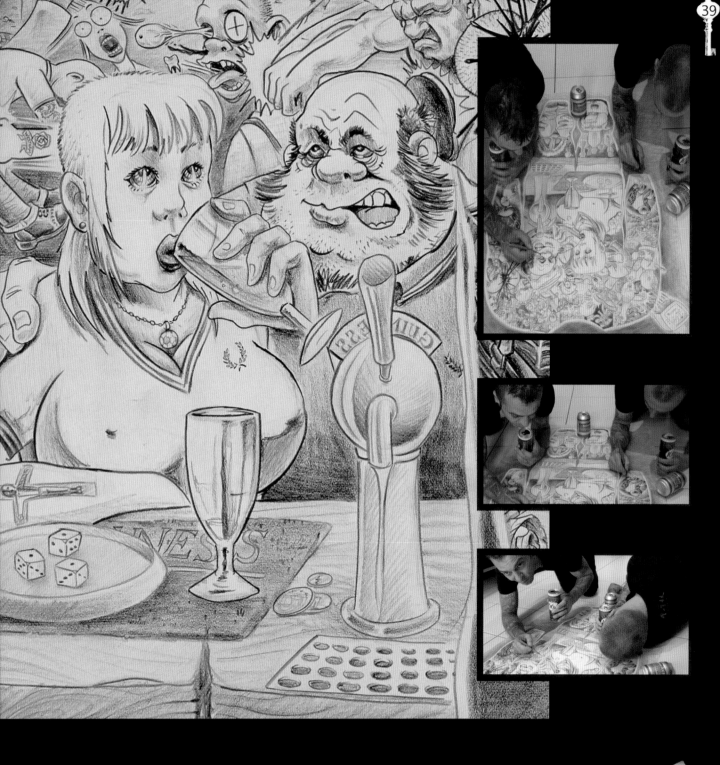

Les cellules étant surchargées, un hooligan
du nom de Charly rejoint nos deux flibustiers
dans les quartiers réservés aux pirates.
Il leur narre ses aventures qu' ils lui
tatouent aussitôt durant la nuit.

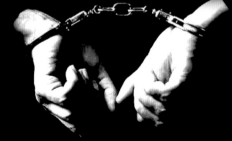

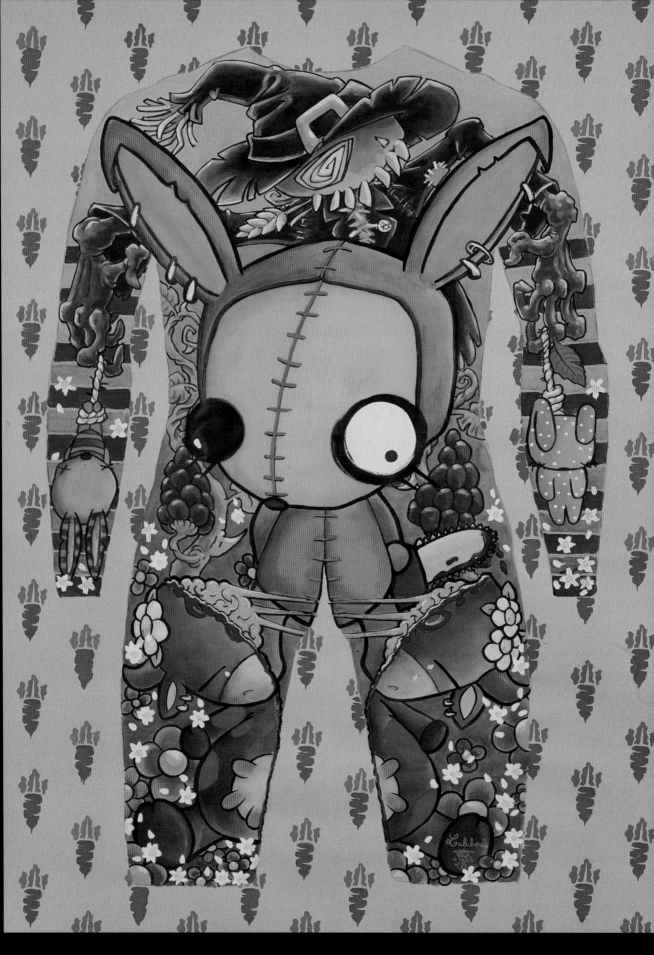

Luluberlu, Steph D
avril 2005
100x70 cm
acrylique

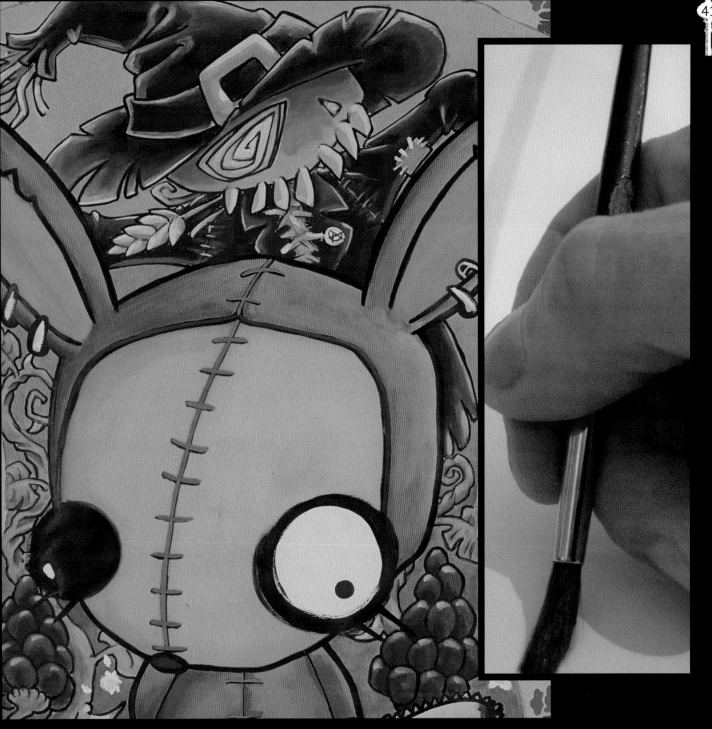

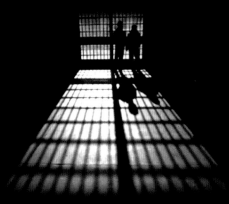

Luluberlu tenancière d'un tripot sur
l'île de la Tortue et amie de longue date
de Steph et Dimitri Hk, habitués de sa
taverne, purge une courte peine au bagne.
Steph D. malin, réussit à esquiver les
gardes pour lui rendre visite. Ils réalisent
ce body ensemble ...

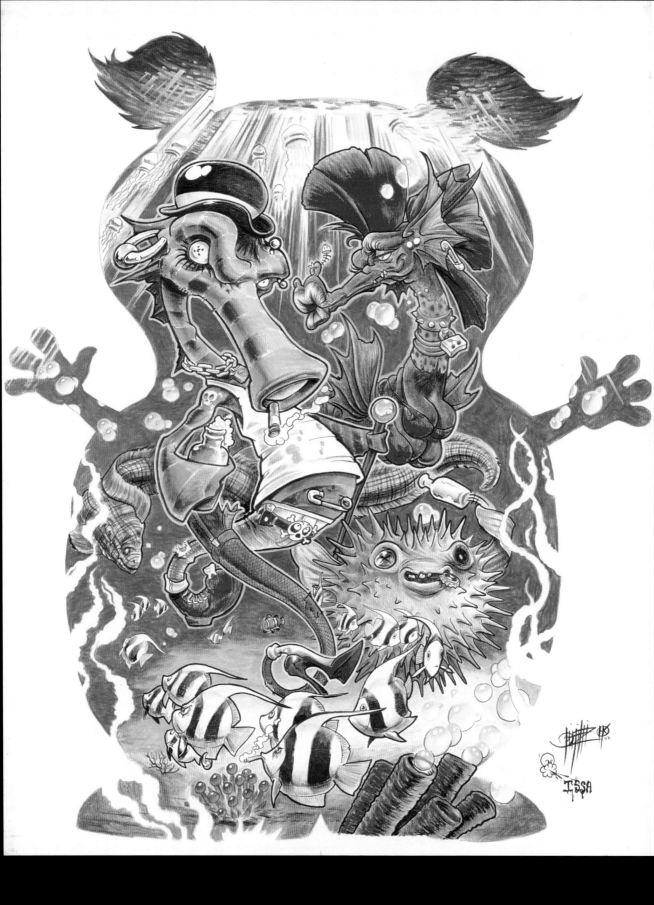

Issa, Dimitri Hk
avril 2007
65x50 cm

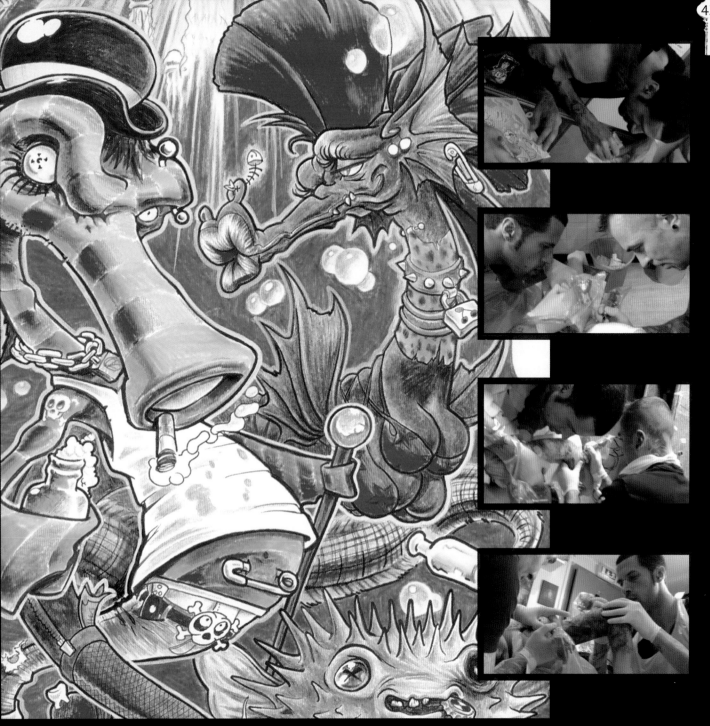

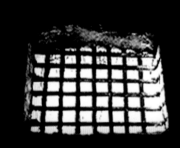

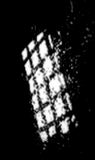

Le cachot voisin de Dimitri Hk est celui d'Issa. La nuit, le prenant pour un autre, il susurre son prénom au mur de la cellule. Dimitri Hk, fatigué de ses miaulements nocturnes, le gaule en promenade. Ils s'expliquent puis deviennent amis et collaborent sur ce projet. On n'en saura pas plus...

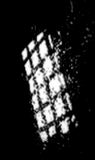

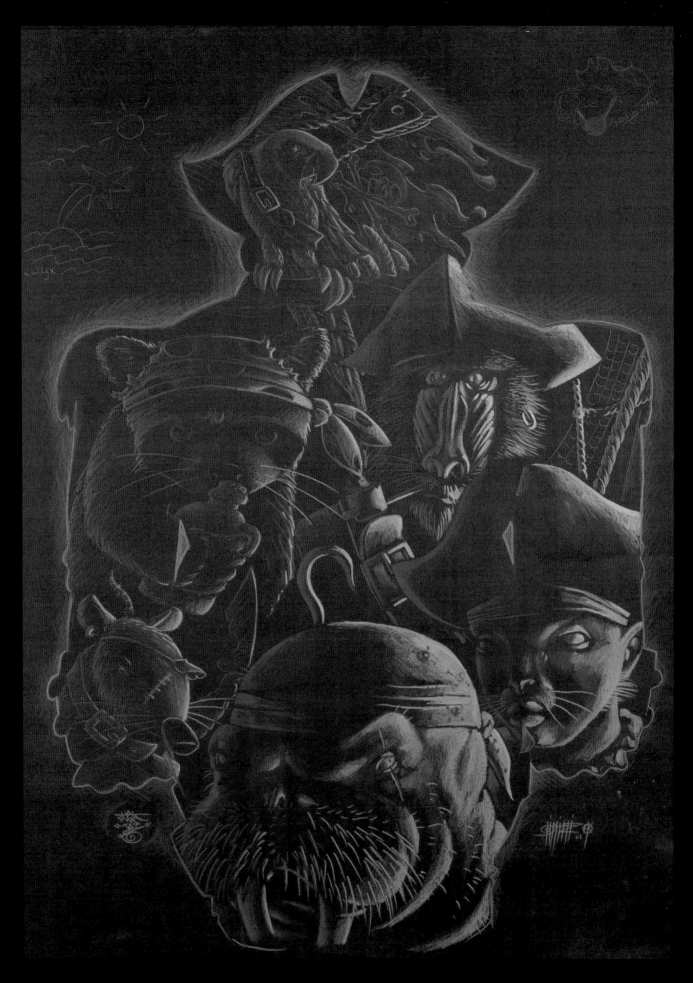

Dimitri Hk, Steph D
juin 2007
100x70 cm
crayon de couleur

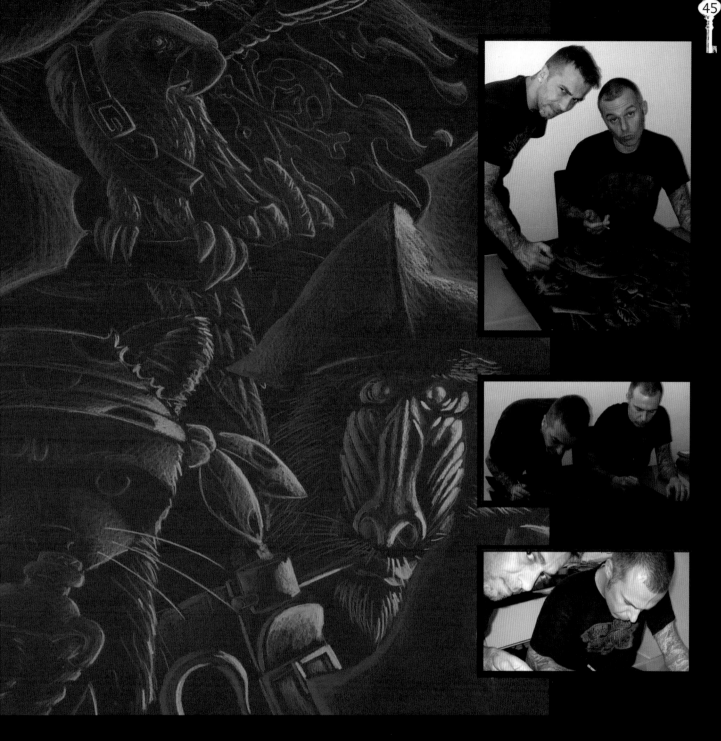

Putain de cage au milieu de la jungle,
où les animaux observent les hommes
derrière les barreaux. Un zoo ou les
singes jettent des cacahuètes aux hommes.
Ils n'ont plus qu'à taxer leurs bateaux….

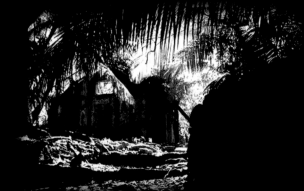

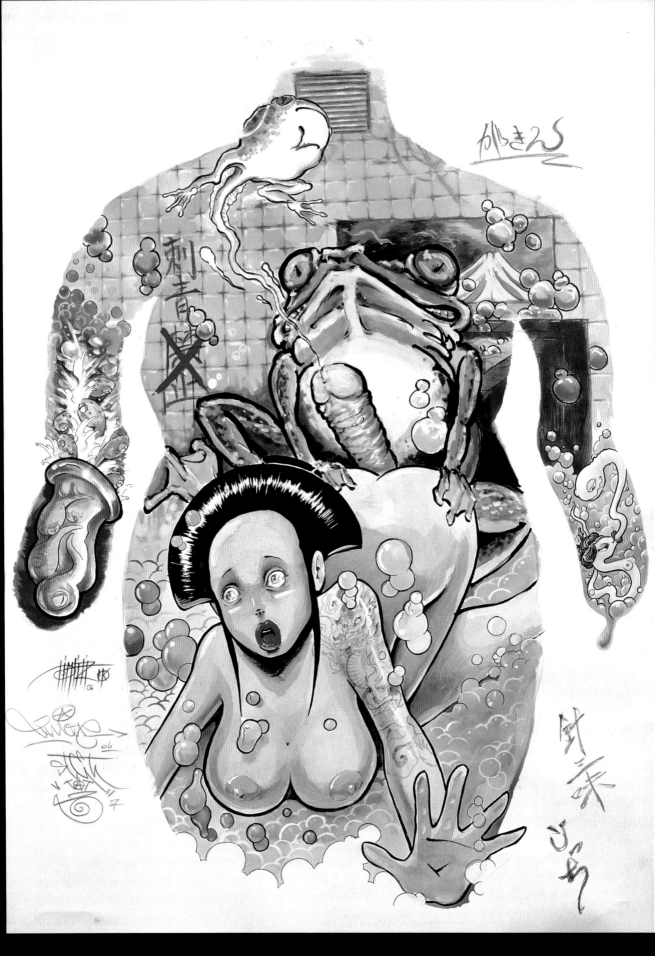

Gotch, Gakkin, Dago, Dimitri Hk, Steph D

decembre 2006

100x70 cm

acrylique

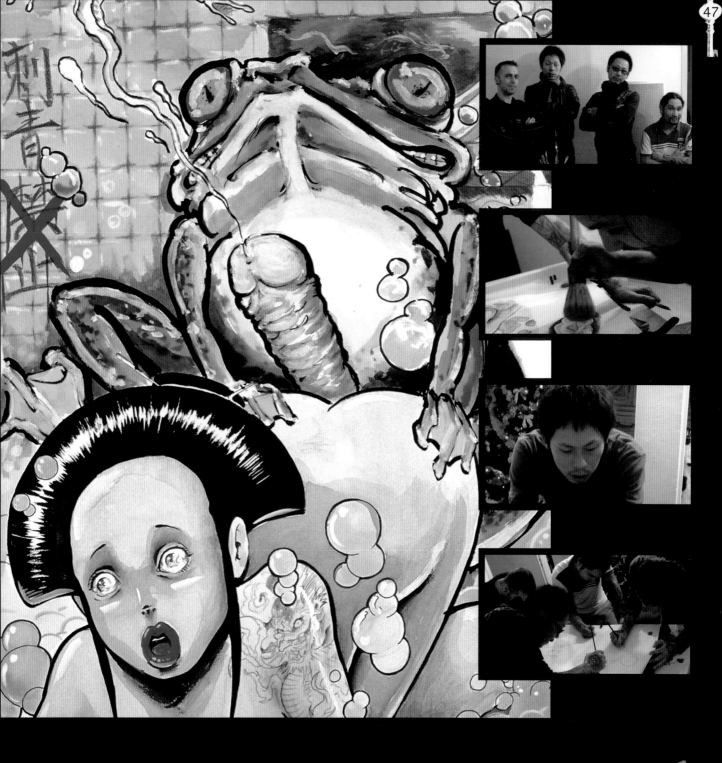

Gotch, capitaine de la jonque
«Harizanmai», accompagné de Gakkin
(autre pirate des mers d'Asie), de Steph
D., Dimitri Hk et d'un travesti du nom de
Dago, se faufile discrètement planqué
dans une charrette de foin qui sort du
camp. Manque de chance, la robe de Dago
se prend dans la roue de la remorque. Retour au gnouf pour toute
l'équipe. (Apprenti un jour, apprenti toujours).

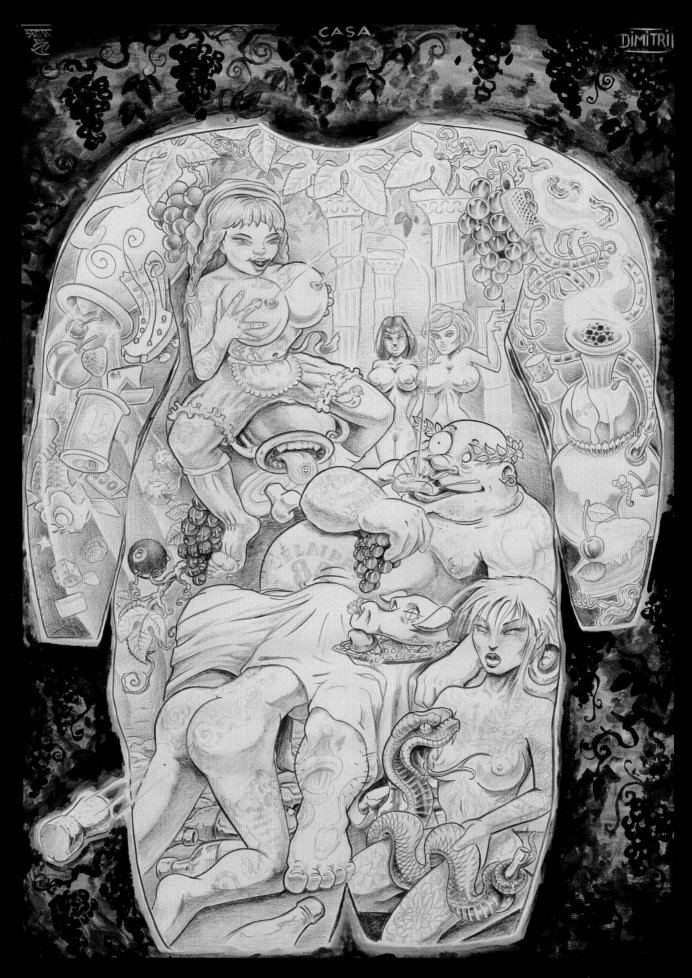

Casa, Dimitri Hk, Steph D

janvier 2004

100x70 cm

crayon

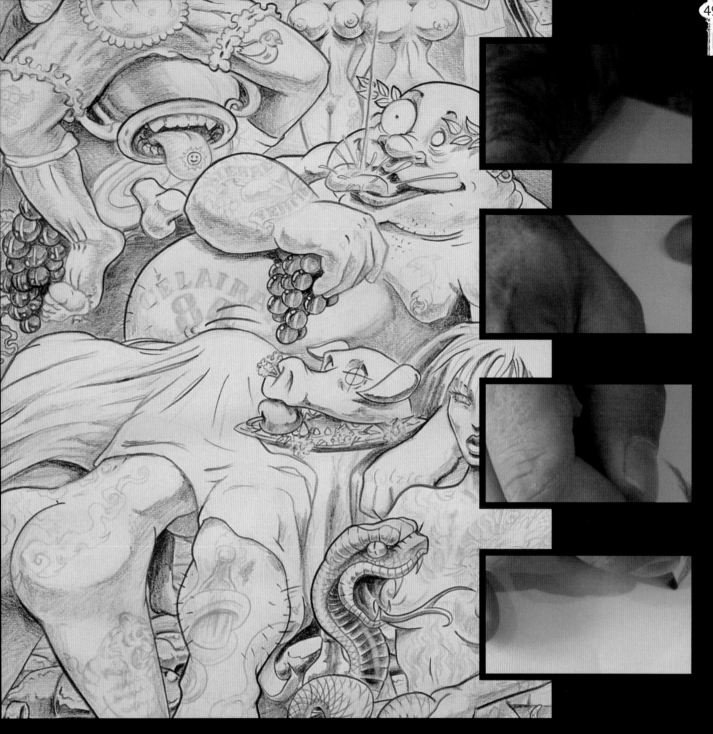

Casa pirate du lac Léman et épicurien
réalise avec Dimitri Hk et Steph D. ce
body à la gloire de Bacchus. Pas fainéant
mais presque, le Casa, il a fallu le
temps de vider un tonneau du père La
Gnole pour le convaincre de bosser en
compagnie, bien sûr, de Jack, et Daniel.

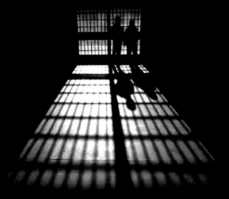

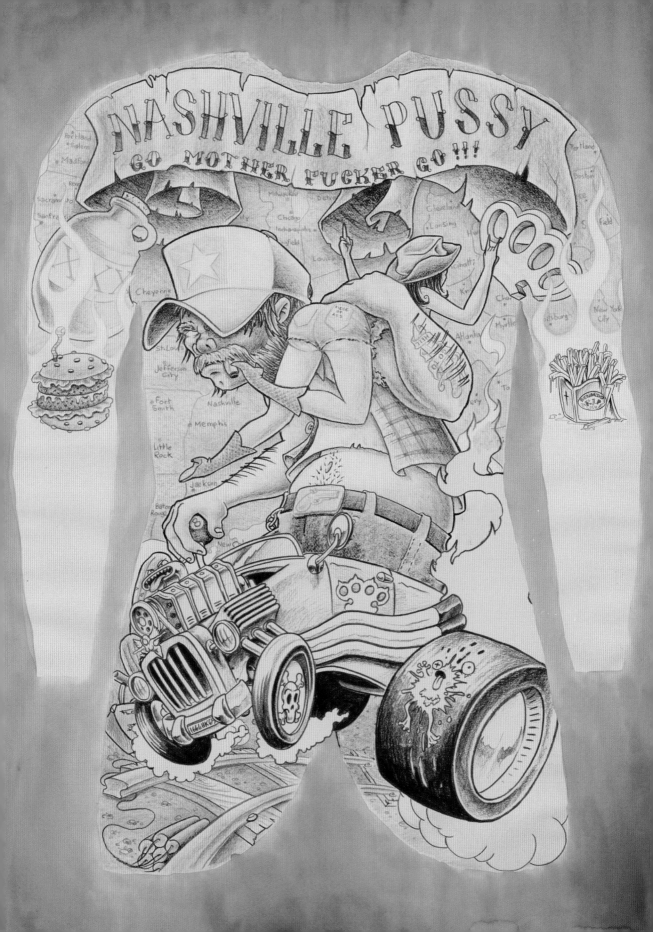

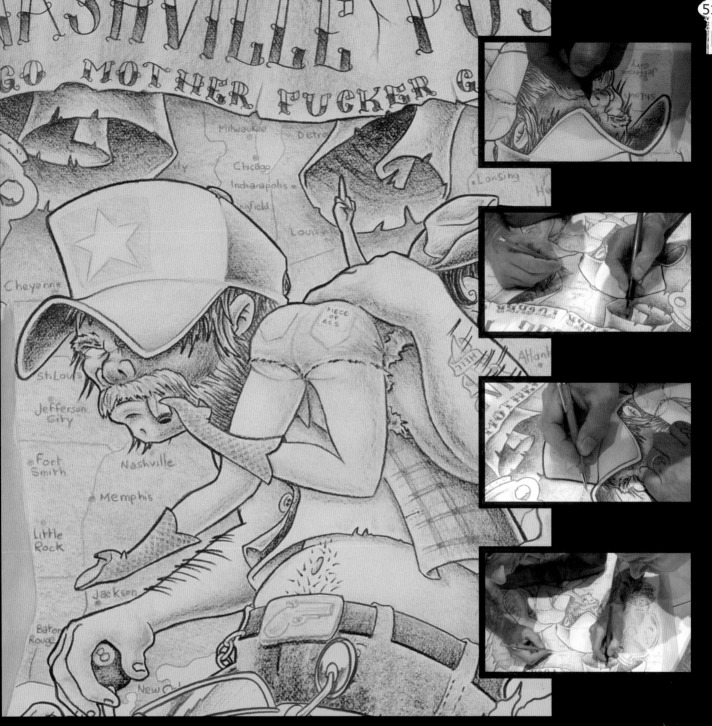

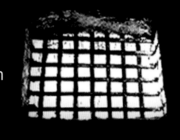

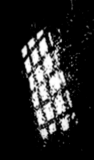

Steph D. a commencé ce body avec son ancien compagnon de cellule Bernardo, un foutu traître qui l'a dénoncé au directeur de la prison. Dimitri Hk recouvre son taf en l'améliorant. Ils profitent d'une nuit sans lune pour empaler ce renégat après l'avoir émasculé et donné en pâture à des mulets en rut.

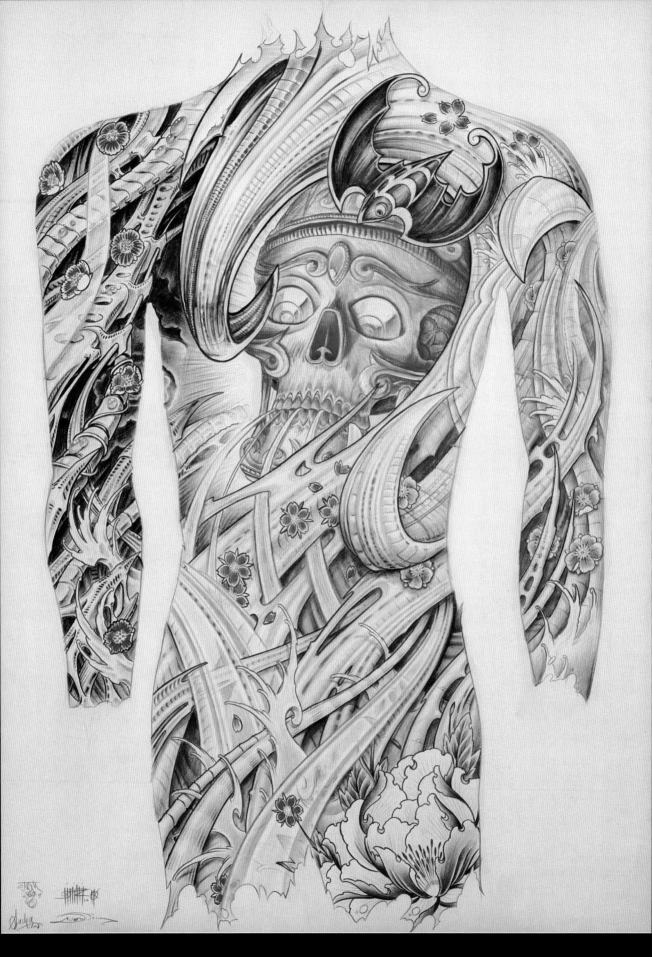

Easysacha, Quentin, Dimitri Hk, Steph D
decembre 2007
110x70 cm
crayon de couleur

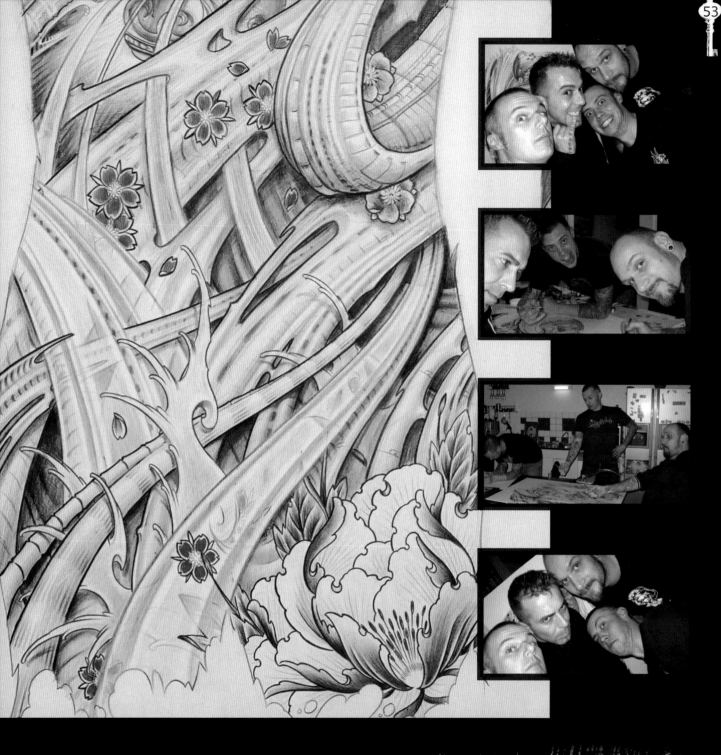

Sacha et Quentin rejoignent le bagne pour une œuvre un peu spéciale : ce ne sont pas des cordages ? On ne sait pas trop ce que c'est… on reconnaît bien les fleurs… et le crâne mais le reste…. Futuriste !

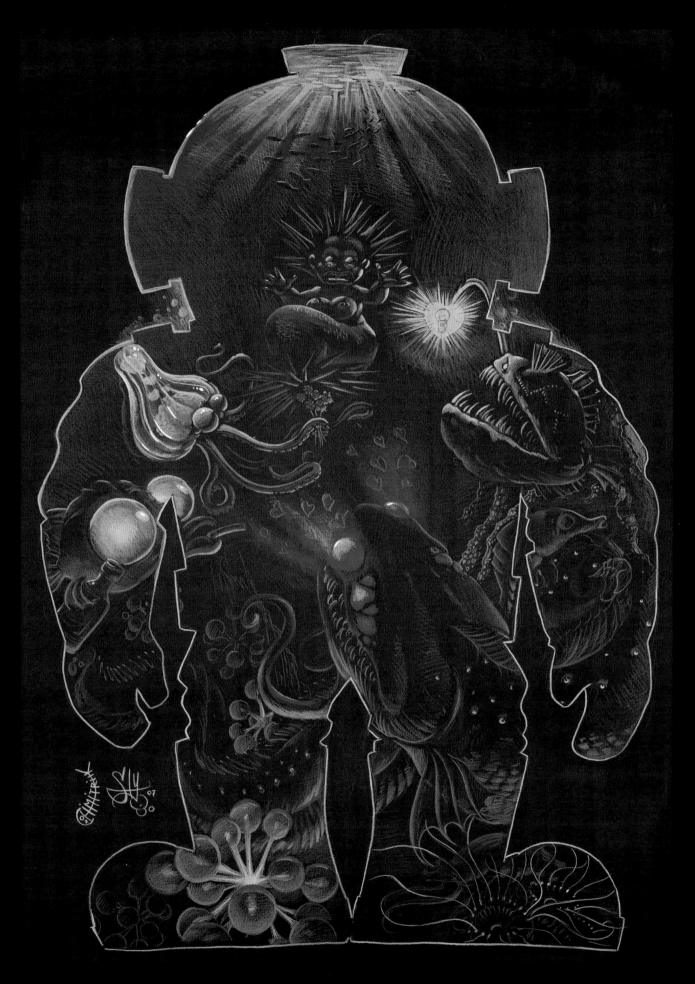

Jee Sayalero, Dimitri Hk

octobre 2007

100x70 cm

crayon de couleur

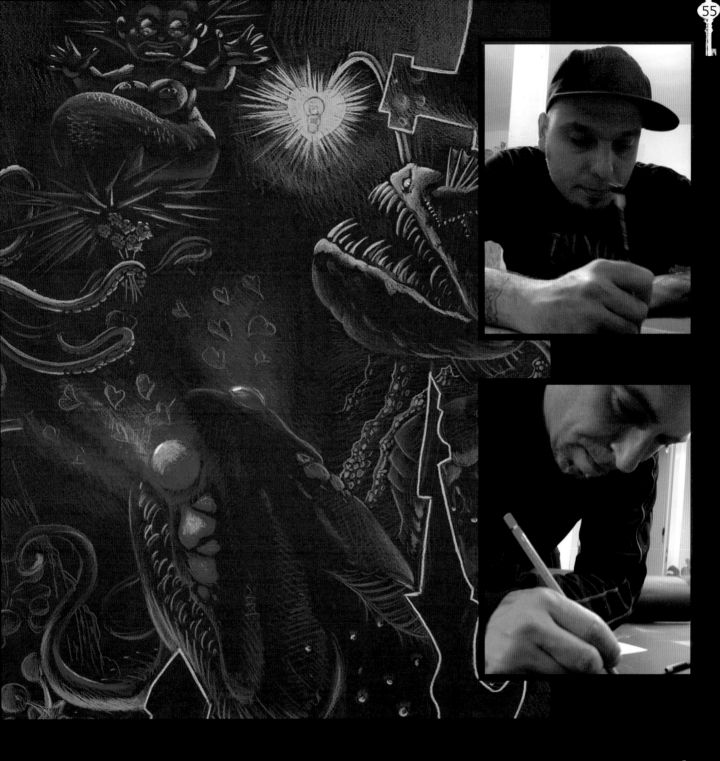

De retour au mitard après une énième
évasion, Dimitri Hk se retrouve au gnouf
en compagnie de Jee. Les cellules
d'isolement étant toutes occupées, ils
partagent les mêmes trois mètres carrés.
L'obscurité, l'humidité, le froid du
cachot et le manque d'espace inspirent ce thème sur les abysses.

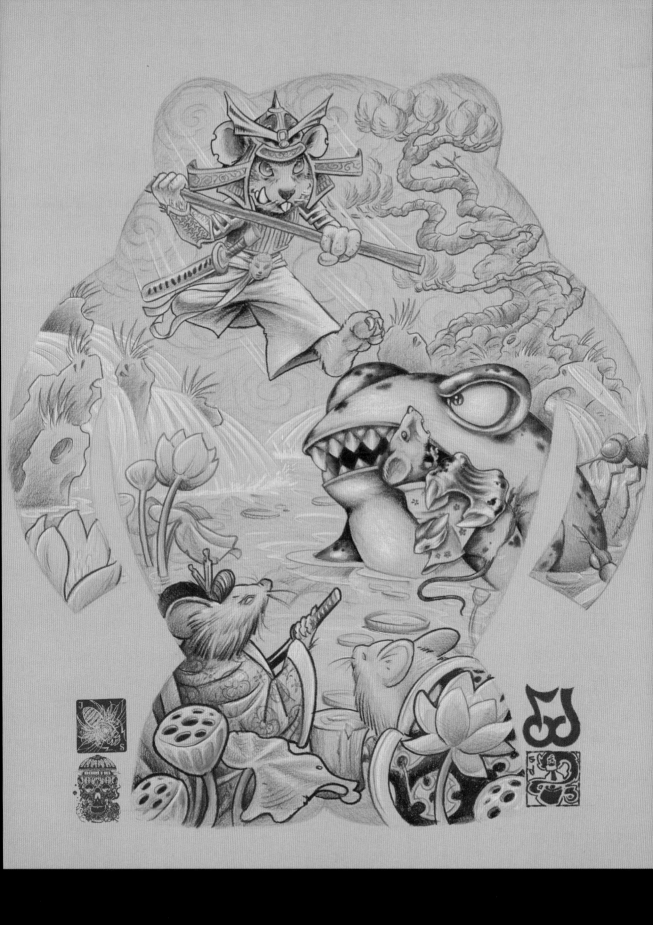

Ed Perdomo, Jee Sayalero, Dimitri Hk, Steph D

janvier 2008

65x50 cm

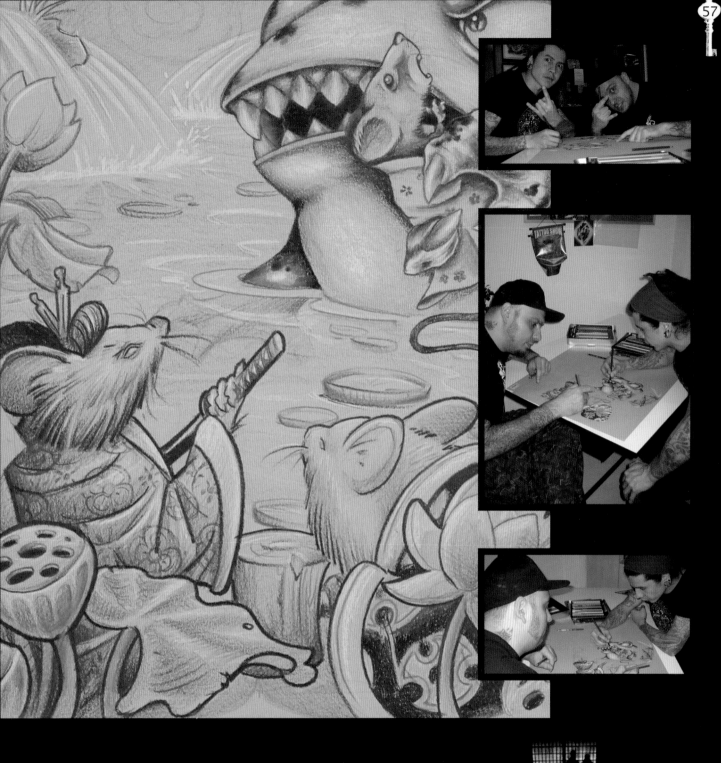

Les corvées sont nombreuses derrière les barreaux, mais pas toujours désagréables : parfois, les gardes emmènent les détenus ramasser des coquillages pour le repas du directeur. C'est là dans les rochers qu'ils trouvent une bouteille avec un parchemin. Rien d'inscrit dessus, juste un début de dessin signé « Ed ». Bien sûr la tentation de le finir les ravit.

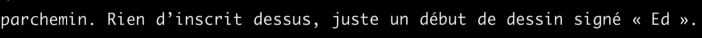

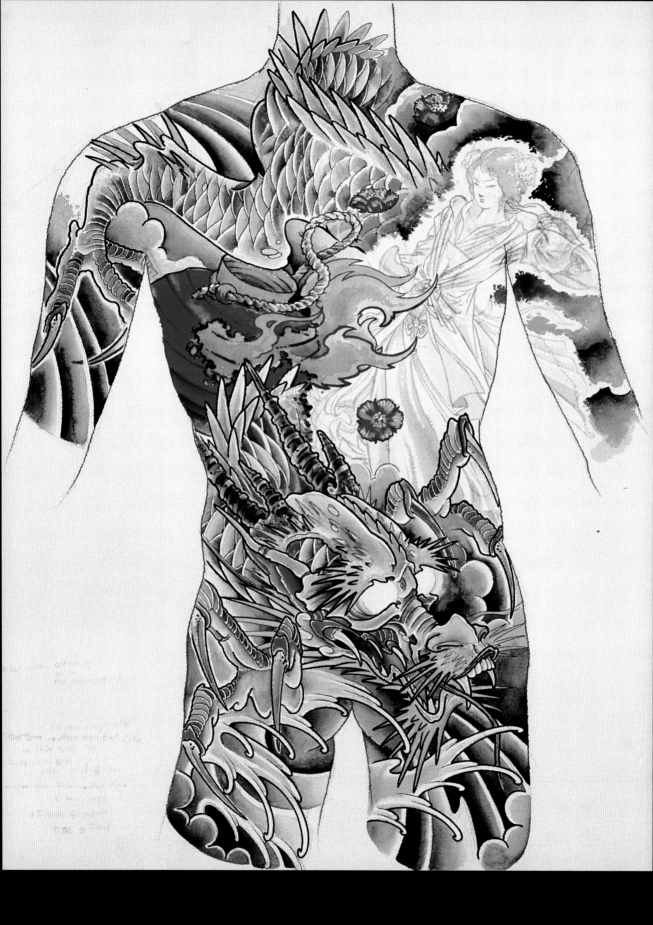

Pierre Chapelan, Dimitri Hk, Steph D
avril 2008
76x57 cm

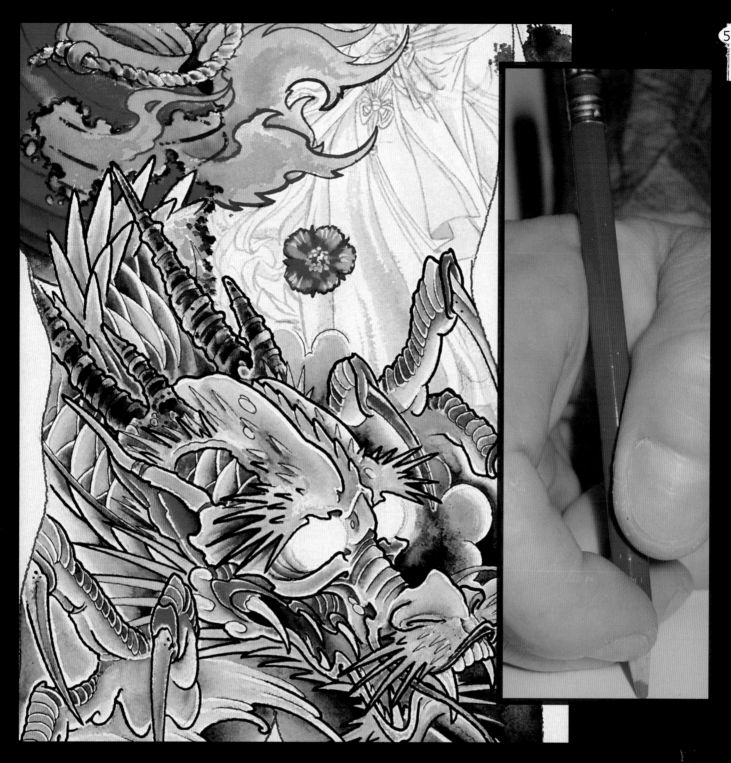

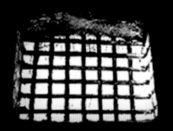

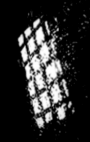

Ce Dragon est un peu différent des
autres projets. Pierre, incarcéré à
Montréal, réussit à faire parvenir à
Tuutebarapa un début de dessin. Il cache
le body-suit dans un tonneau de jus de
caribou livré au bagne.

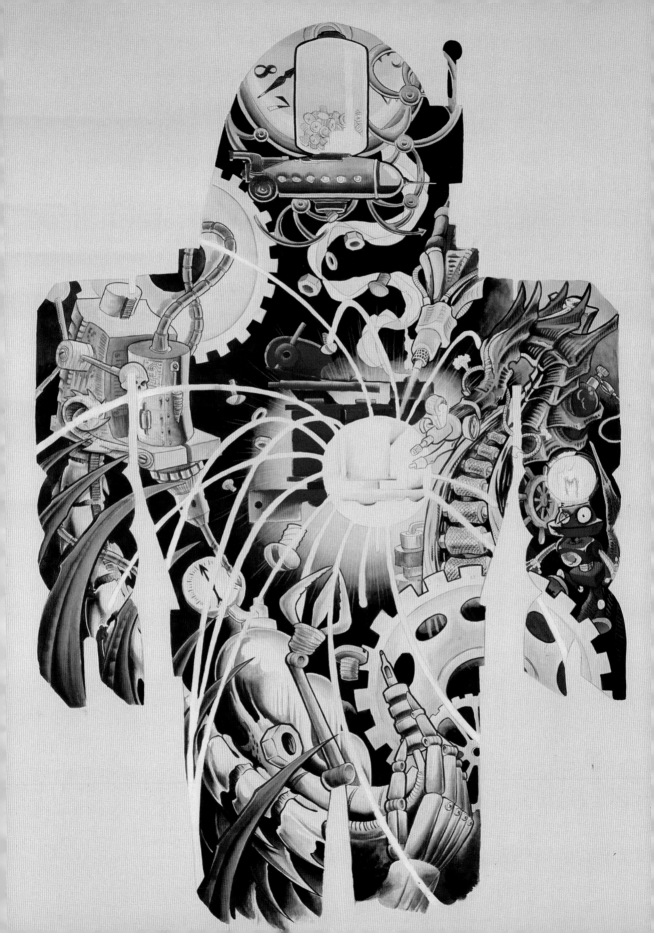

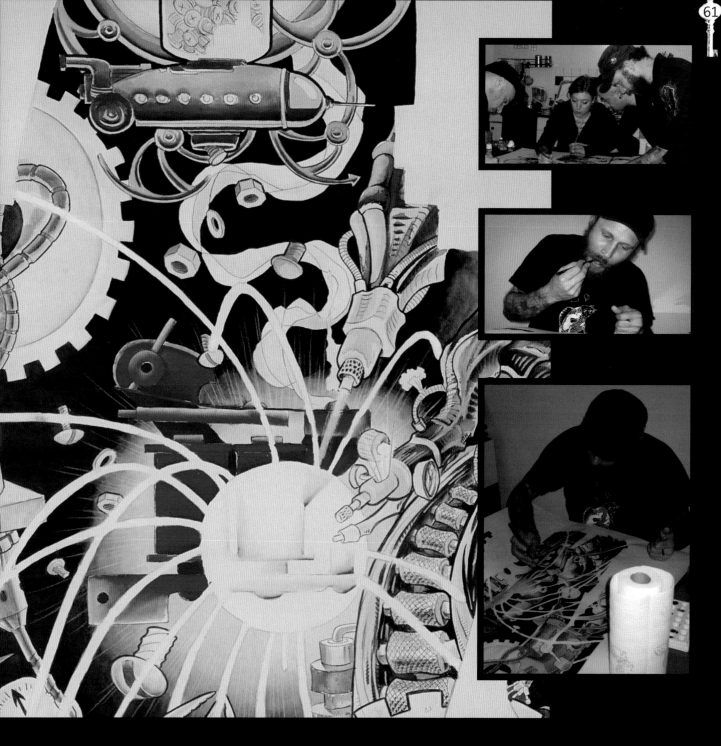

C'est durant la saison des pluies que l'équipe du « On the road » débarque sur l'île. Les prisonniers coincés dans leurs cellules s'emmerdent à mourir. Le Capitaine Barbe-Blonde en compagnie de Léa en profite pour expliquer aux autres détenus qu'il a fait les plans d'une machine à tatouer. Une machine à tatouer !... Et pourquoi pas une machine pour aller sur la lune ? Mytho, Barbe blonde….

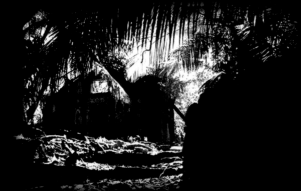

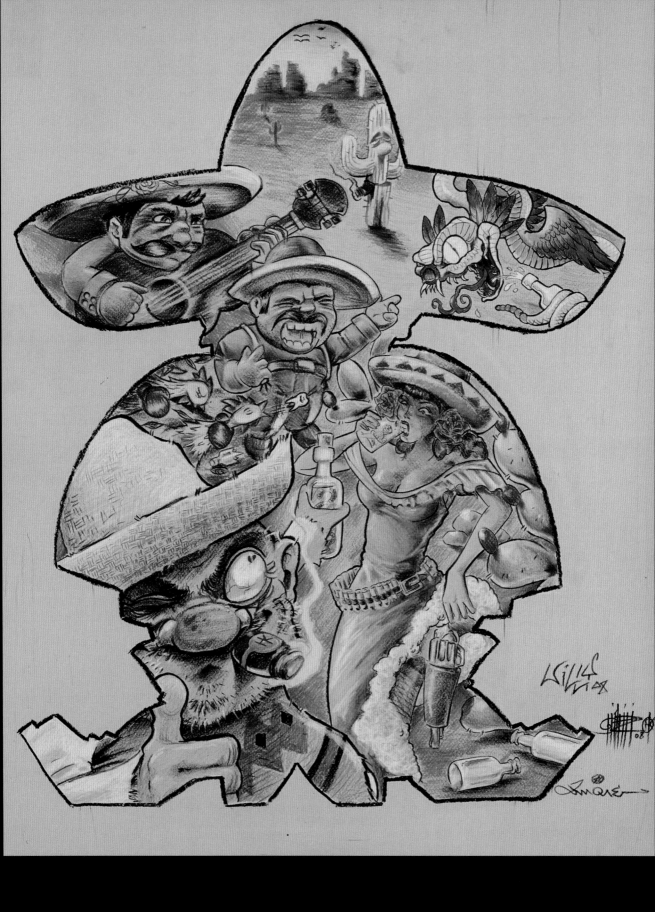

William, Dago, Dimitri Hk
mai 2008

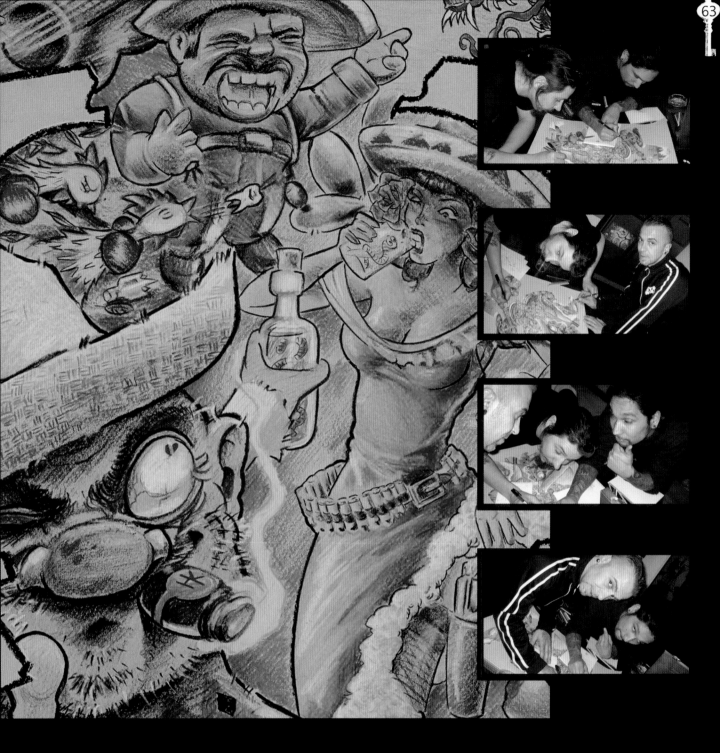

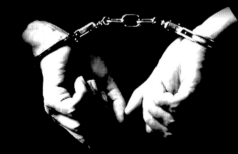

C'est une partie de l'équipe du fameux galion « Dimitri Hk » qui, évoquant des souvenirs de voyages, encre ce tattoo. Dago, William et Dimitri Hk pondent ce dessin sous l'effet du mescal et de la tequila frelatée du Père La Gnole. On peut reconnaître Dago en danseuse de flamenco sur la droite du dessin.

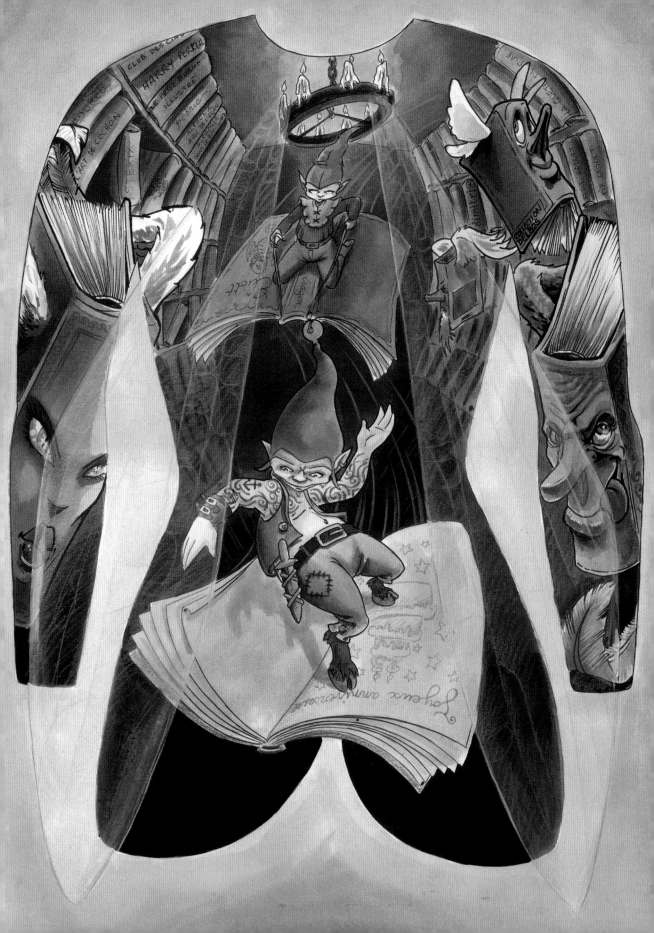

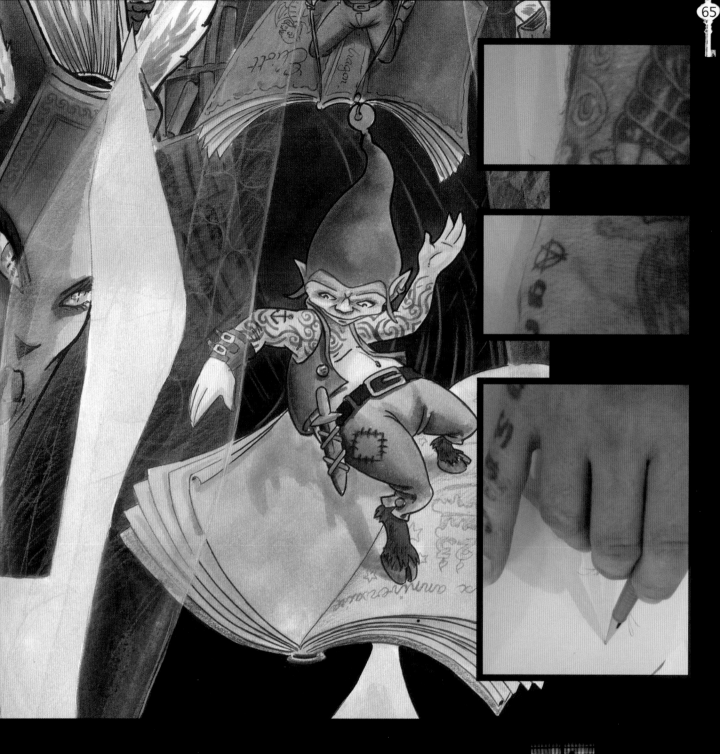

La chaleur tropicale et la gnole frelatée
perturbent un peu nos deux lascars. Ils
attrapent la fille du directeur de la
prison la prenant pour une fée et lui
tatouent le corps entier. La petite
taille de la fée leur impose de
nombreuses contraintes ainsi qu'un long séjour au gnouf.

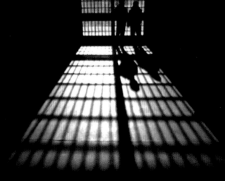

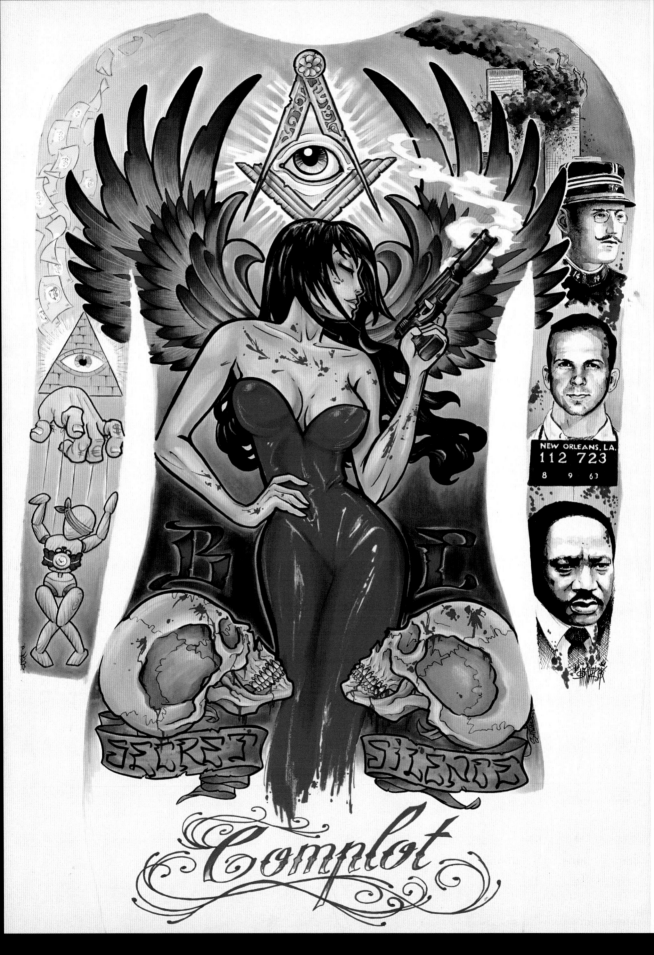

Safwan, Dimitri Hk, Steph D

mai 2008

76x51 cm

feutre

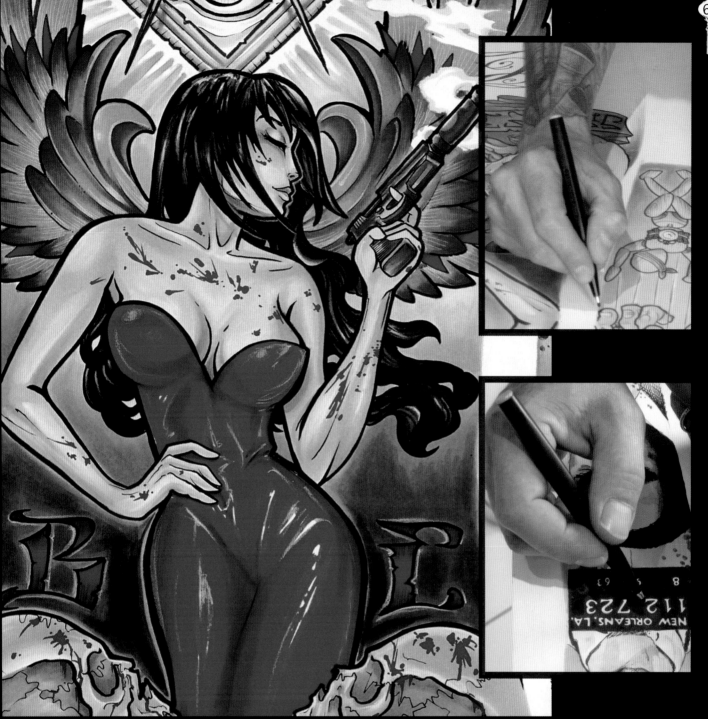

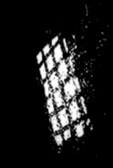

Safwan incarcéré pour contrebande de rhum brun, séjourne actuellement à Montréal. Ses nombreuses tentatives d'évasion lui ont permis de faire le tour des bagnes. Il connaît donc très bien Tuutebarapa où il a fait un long passage. Il réussit à filer à ses amis, via un tonneau de poutine

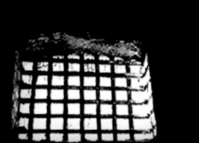

importé sur l'île du Calamar Matoué, un plan de la prison dissimulé dans un tatouage. Dimitri Hk et Steph D. ne voient rien et finissent de gribouiller le reste du dessin pour l'accrocher au mur. Un maton plus observateur qu'eux découvre le complot et les envoie illico au mitard.

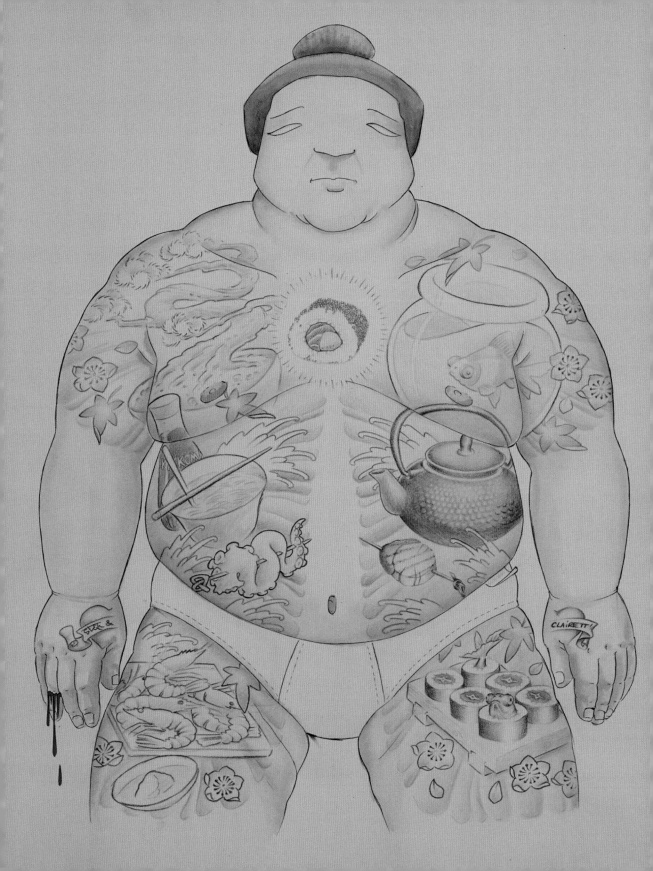

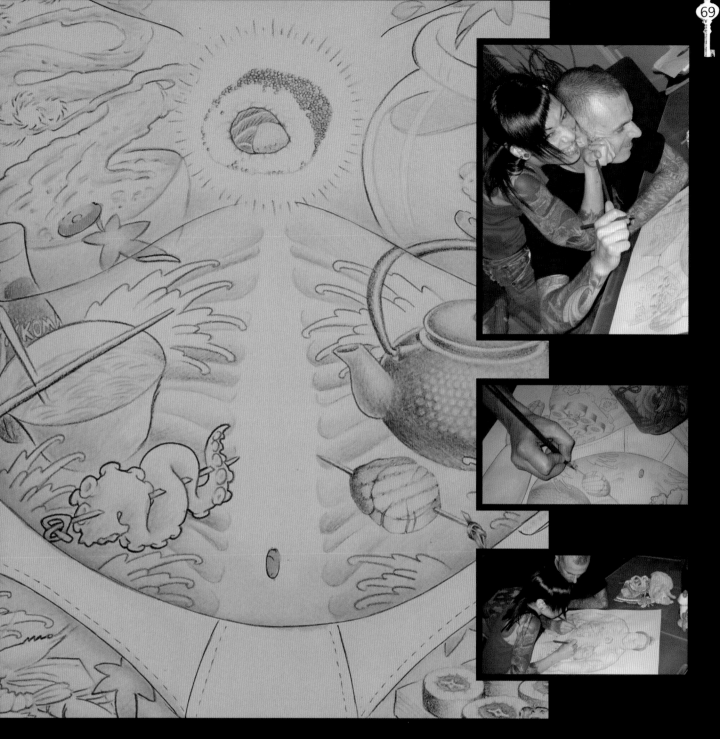

Le cuistot de la prison meurt des suites d'une intoxication, après avoir ingurgité un de ses propres plats. Il est remplacé par une cuisinière bien meilleure : « Claire la Belge ». Stephane en tombe rapidement amoureux et la retrouve souvent la nuit quand il arrive à tromper les gardiens. Ils réalisent ce tattoo dans les cuisines du bagne.

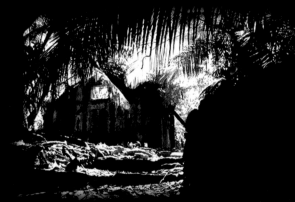

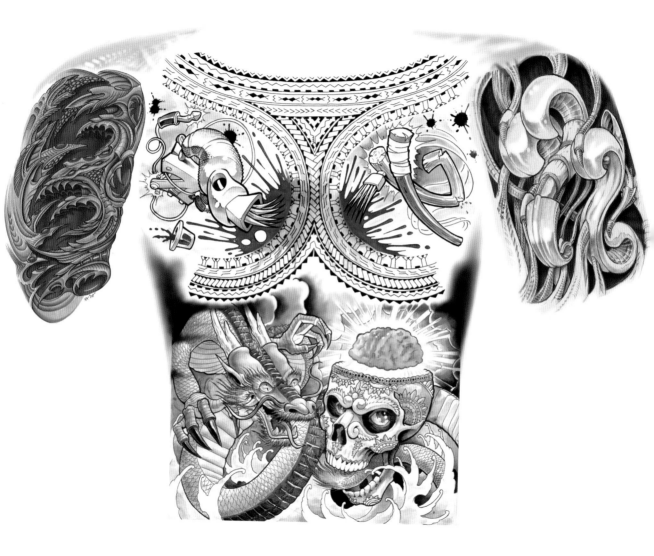

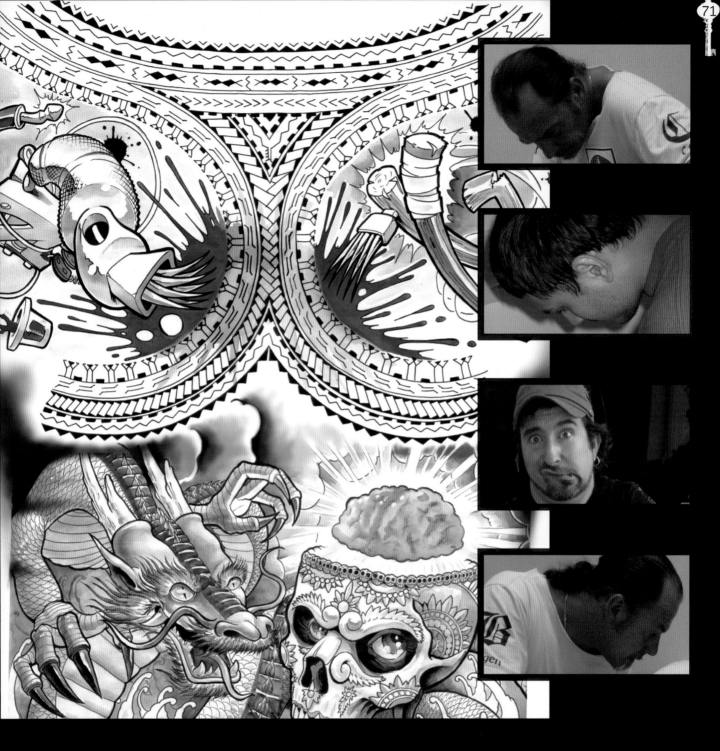

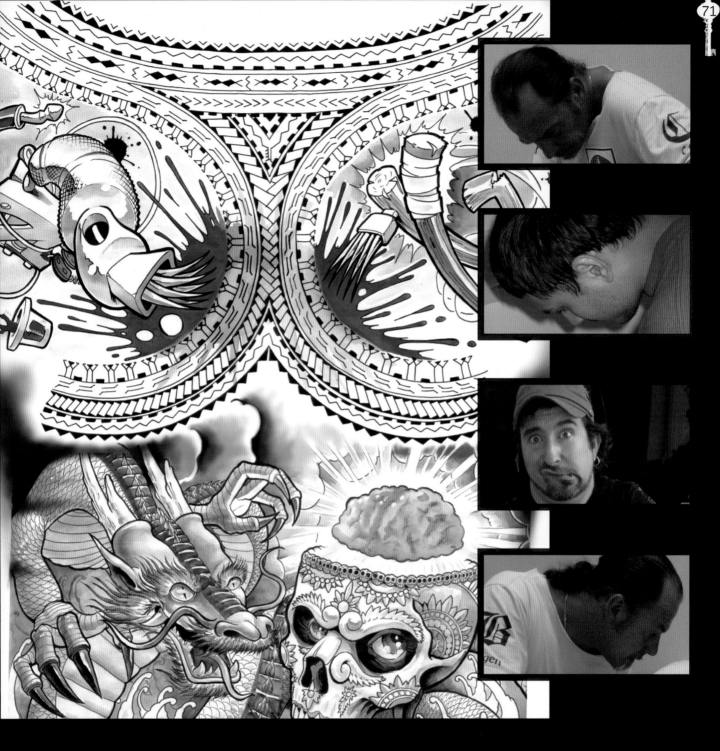

Dimitri Hk parvient à s'enfuir de l'île sur un radeau de fortune. En mer, il croise un navire du New Jersey le « Starlight tattoo ». Il sympathise avec l'équipage, Mo'o, Biagio et Richie. Ensemble, ils bricolent ce body-suit sur plusieurs morceaux de toile. Ils accostent sur une île. Pas de chance pour Dimitri, c'est l'île du Calamar Matoué.
Un gardien en permission sur le port le reconnaît. Vous devinez la suite...
Le gnouf!

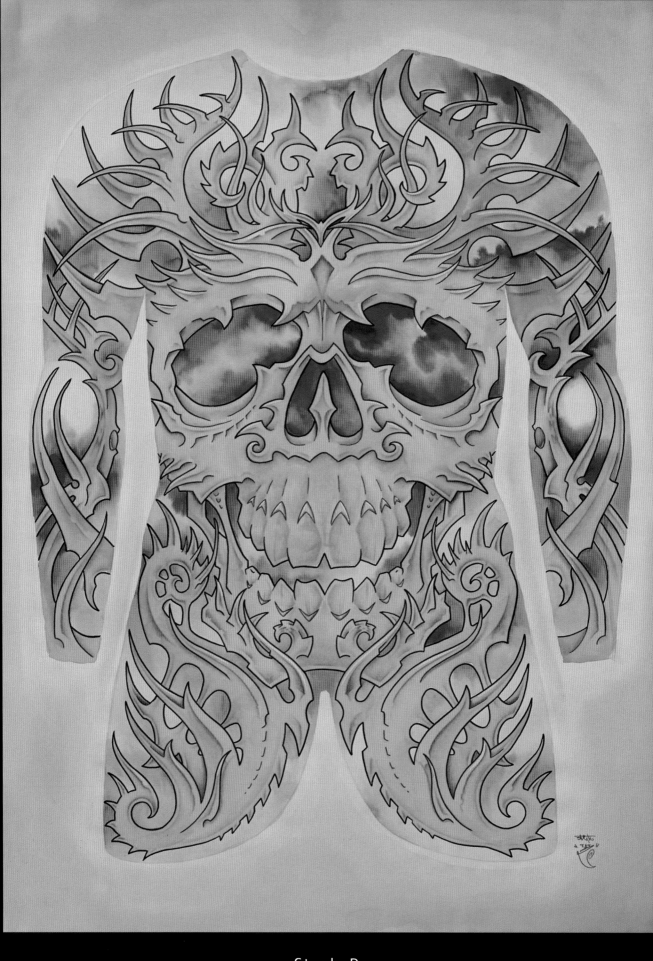

Steph D

octobre 2003

100x70 cm

encre

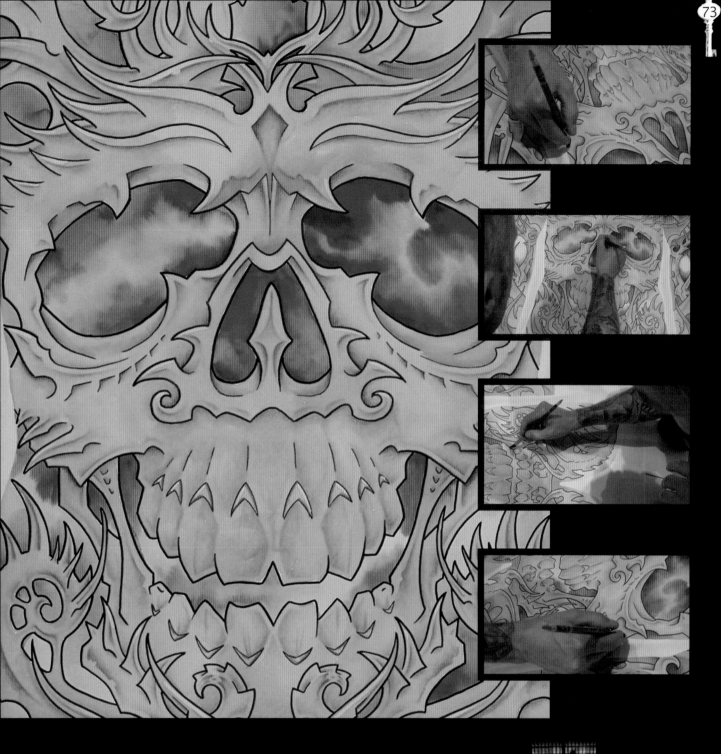

Isolé au mitard pour avoir insulté la mère
d'un maton, d'être si poilue que quand elle
promène son chien, c'est elle qu'on caresse
et qu'il était jaloux de la mère du gardien
car elle avait une plus grosse bite que
lui. Il rajoutera pour finir que le maton
sent tellement le fromage qu'il rote des asticots. Steph D. se lance en
solo sur un body suit. En rébellion il croque un remake moderne du
pavillon noir tout en continuant d'insulter le surveillant de tous les
noms. Il n'est pas prêt de sortir…

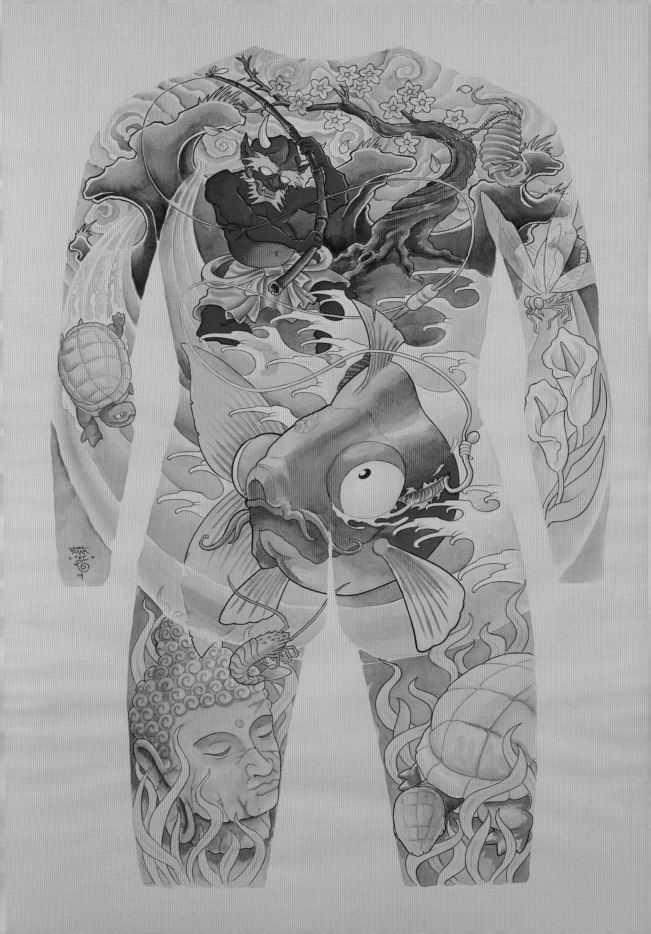

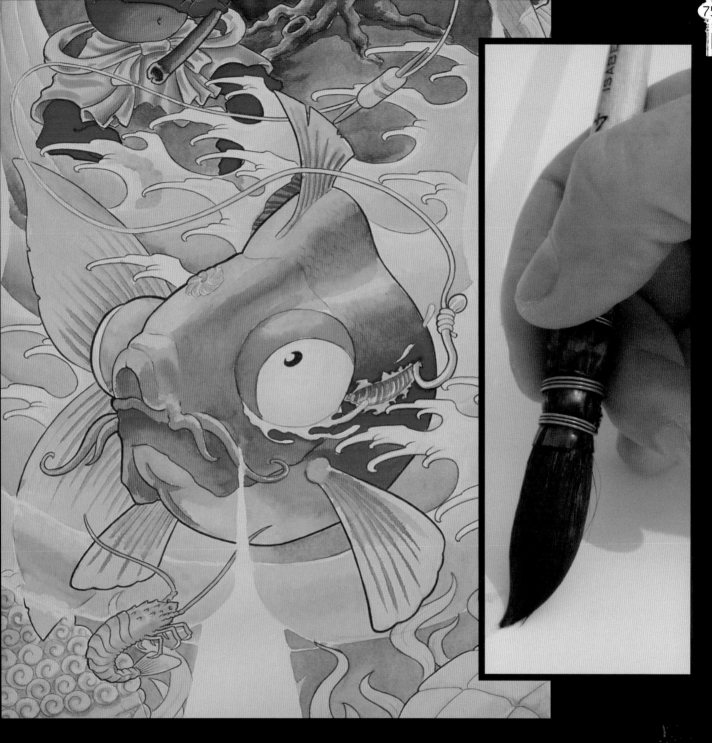

Steph D. abonné au mitard, et tiraillé par la faim, gribouille une partie de pêche.

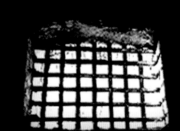
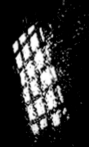

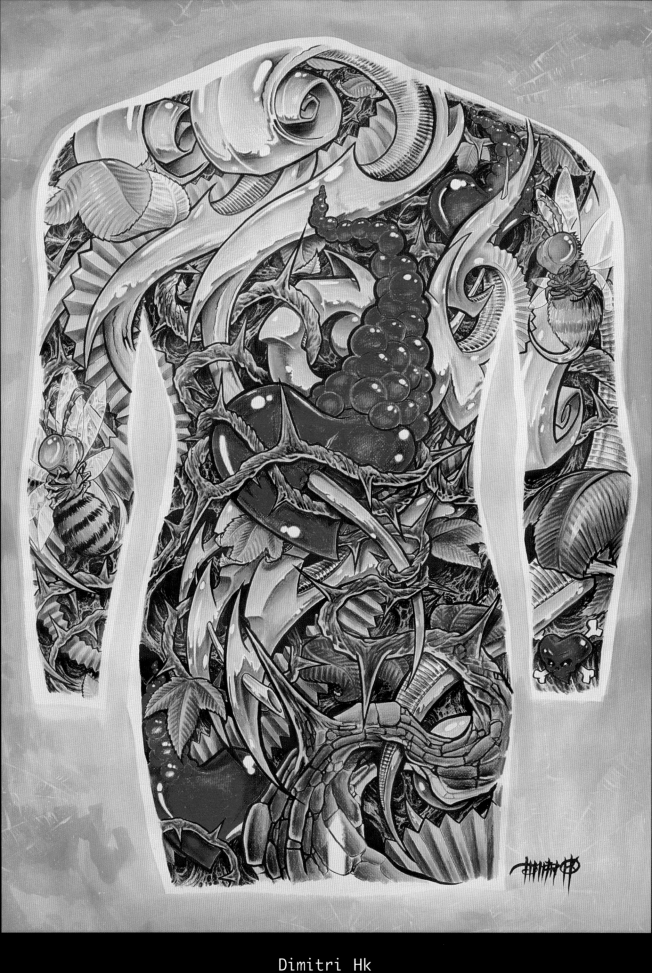

Dimitri Hk
octobre 2003
100x70 cm
crayon de couleur

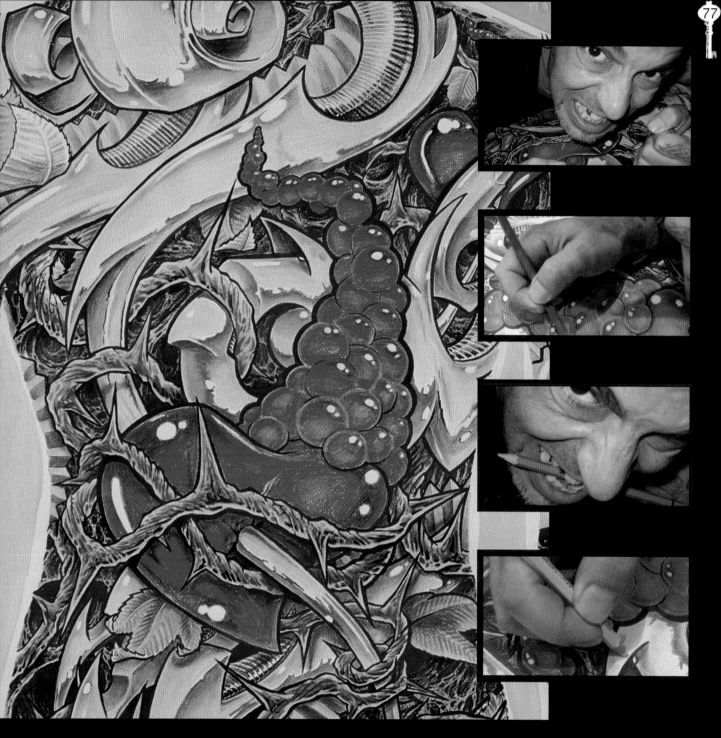

Dimitri Hk, après avoir mordu l'oreille d'un gardien se retrouve en cellule d'isolement. Il en profite pour croquer un dessin aux couleurs chaudes qui lui manquent tant derrière les barreaux.

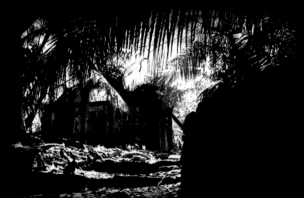

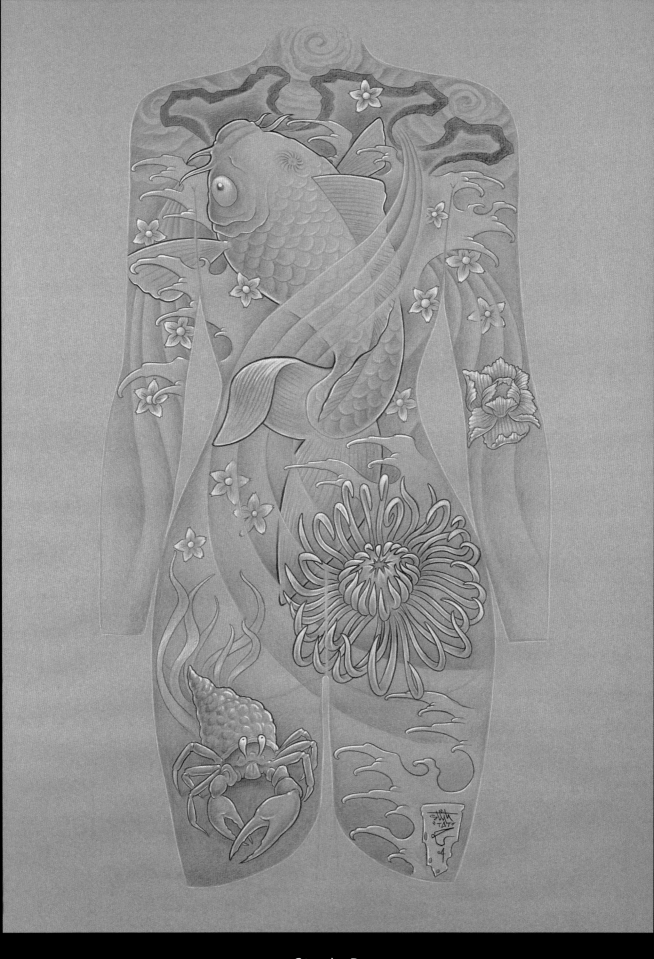

Steph D

decembre 2004

100x70 cm

crayon

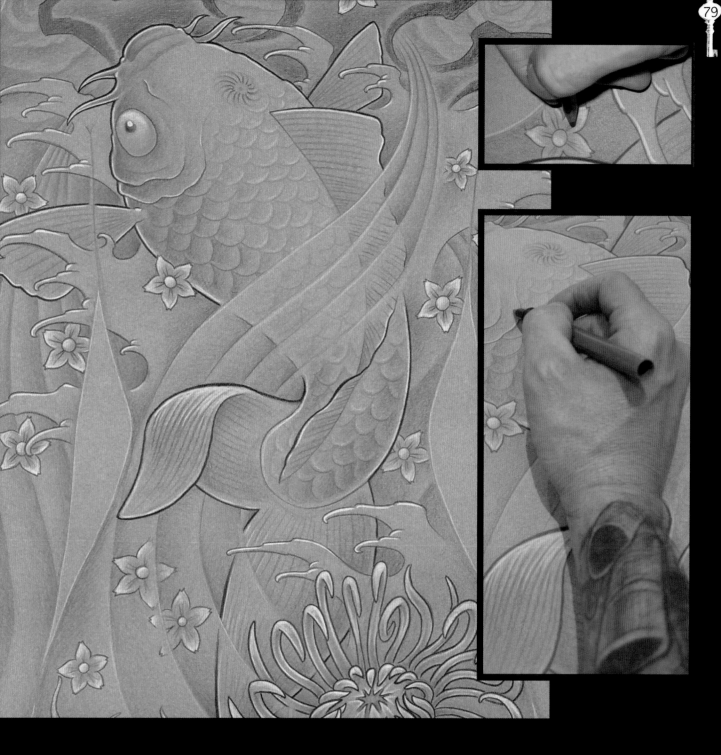

La promiscuité entre les deux salopards
pousse à l'embrouille : une nuit Steph D.
tente d'arracher la dent en or de Dimitri
Hk, plongé dans un profond sommeil. Une
rixe s'en suit. Fâché, Steph D fait son
body dans son coin.

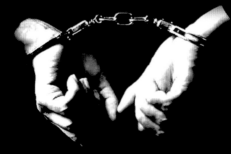

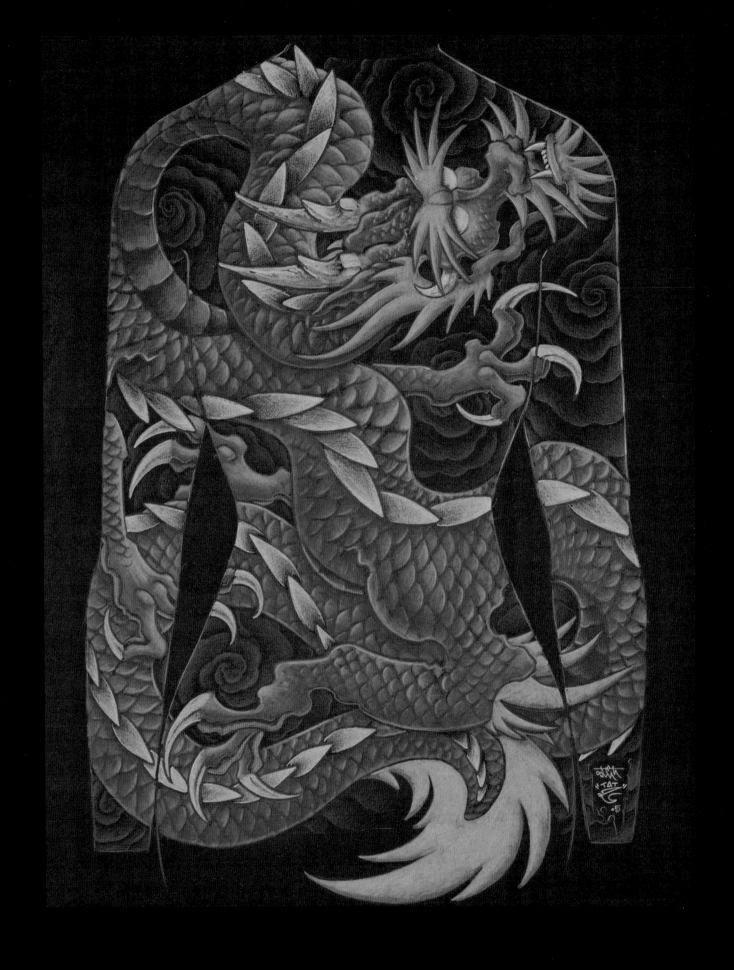

Steph D
juin 2005
65x50 cm
crayon de couleur

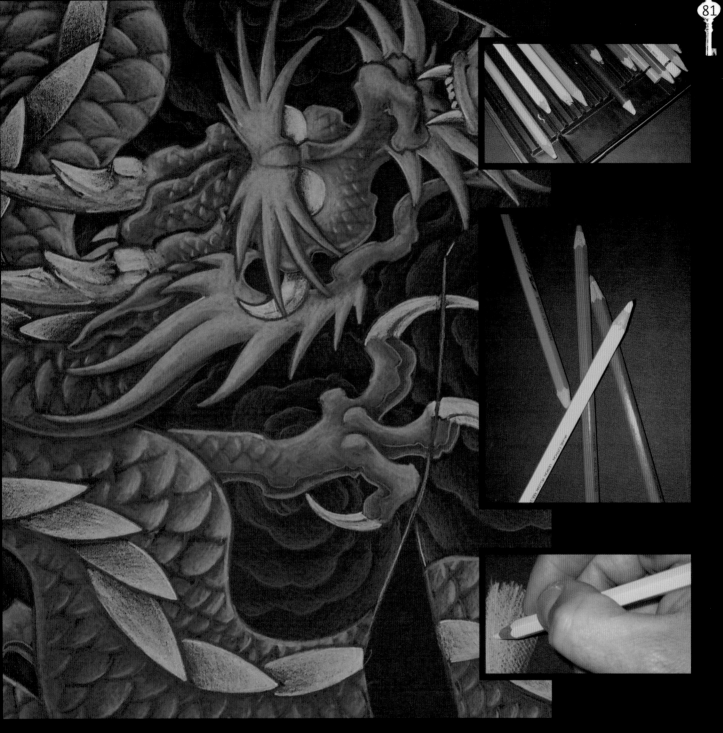

Steph, en cachette de ses geôliers,
réussit à se construire un radeau avec un
sac de noix de coco. Mais les courants le
ramènent vite sur le rivage. Il a quand
même le temps de dessiner ce dragon sur
un bout de toile d'un pavillon pirate.

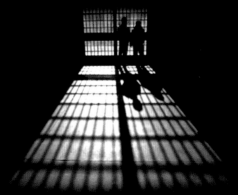

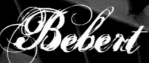

Bebert

Bebert a pratiqué plusieurs petits jobs comme mécano, maraîcher, ou décorateur, avant de rencontrer un vieux flibustier du nom d'Allan le marseillais et quelques autres pirates tatoueurs, encore rares en 77. Ils lui transmettent les joies de l'aiguille. BB'R' se lance en 83 et ouvre sa propre taverne à Annecy en 85 Il fréquente aussi une bande d'étranges super-héros avec qui, il vivra pas mal d'aventures...

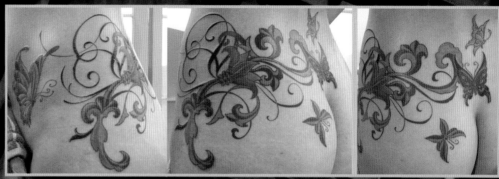

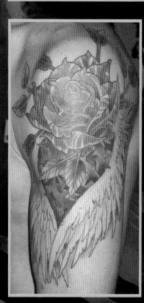

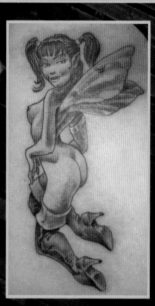

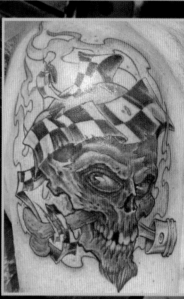

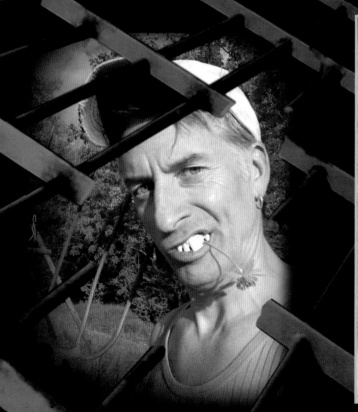

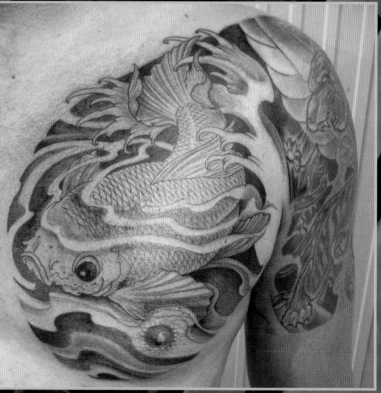

www.bbrtattoo.com

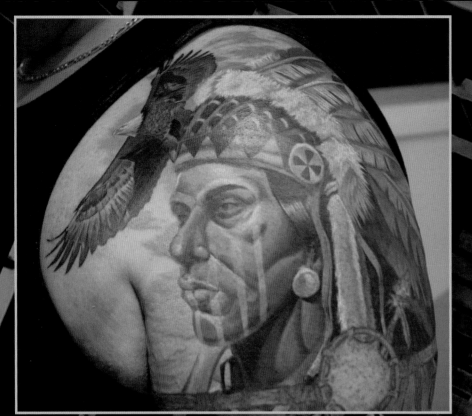

Biagio est pirate sur le fameux galion "Starlight tattoo" du non moins fameux capitaine Mario Barth, depuis plus de trois ans. Il pique dans un style plutôt (pas le chien de Mickey, wouaf) réaliste. Sa bonne humeur et sa gentillesse en font l'un des tatoueurs les plus sympas du New Jersey d'où il est originaire.

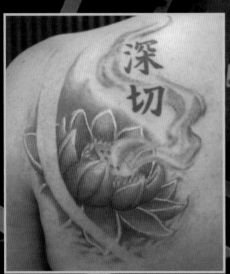

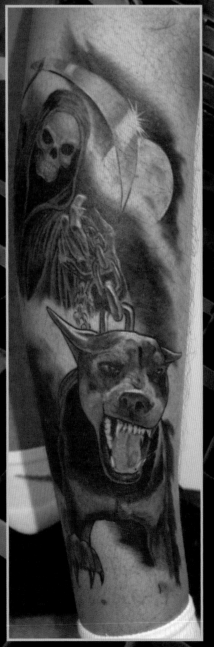

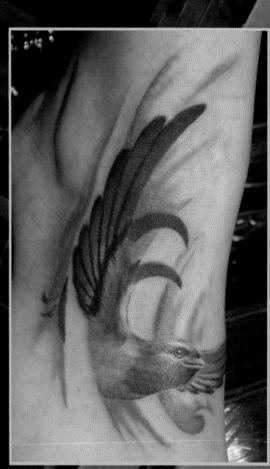

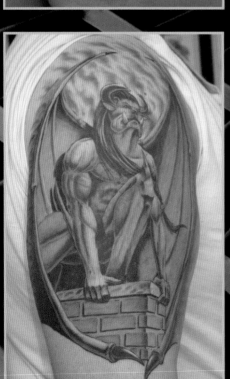

www.starlighttattoo.com / www.myspace.com/artofbiagio

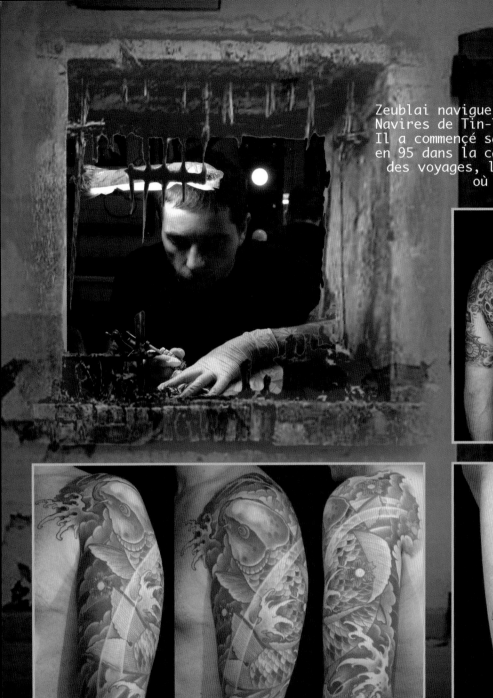

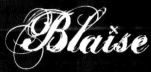

Blaïse

Zeublai navigue entre Paris et Stuttgart sur les Navires de Tin-Tin tatouage et de Luke Atkinson. Il a commencé sa carrière de flibustier tatoueur en 95 dans la capitale française. Mais son amour des voyages, le conduit dans de nombreux pays où il exercera son art.

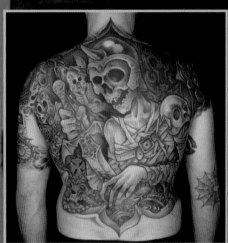

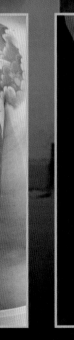

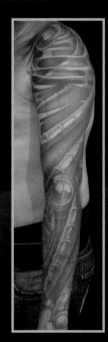

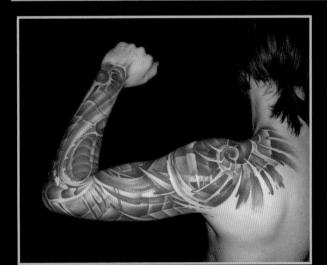

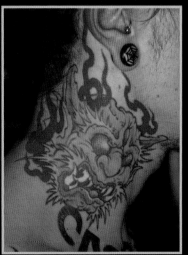

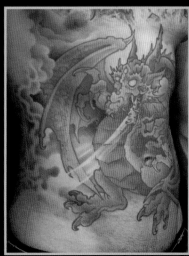

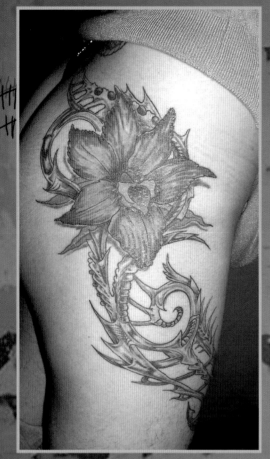

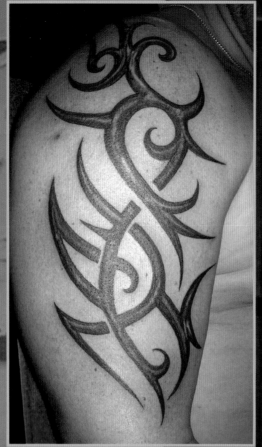

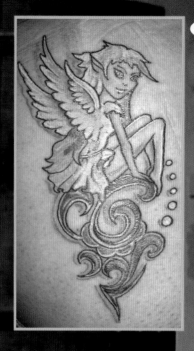

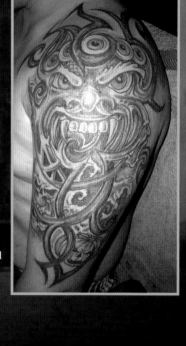

Casa

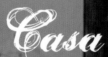

Michel Casagrande surnommé Casa
débute dans la piraterie et le
tatouage dès 85 mais c'est en 91
qu'il s'installe vraiment pour en
faire une carrière. Quand il pique,
il a cette faculté de faire oublier la
douleur par cet étonnant stratagème:
Casa balance une vanne toutes
les minutes.Quand tu sors de chez
lui avec un nouveau tatouage,
ce n'est pas ton épaule ou ton dos
qui te font souffrir mais ton bide,
à cause des heures de rigolade.

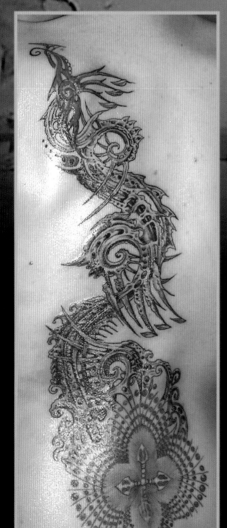

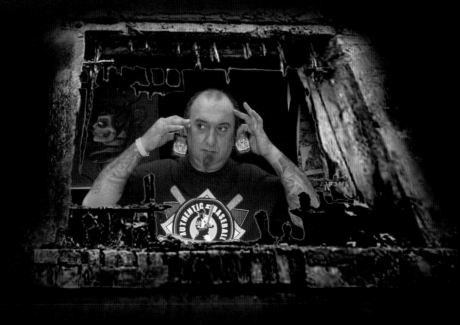

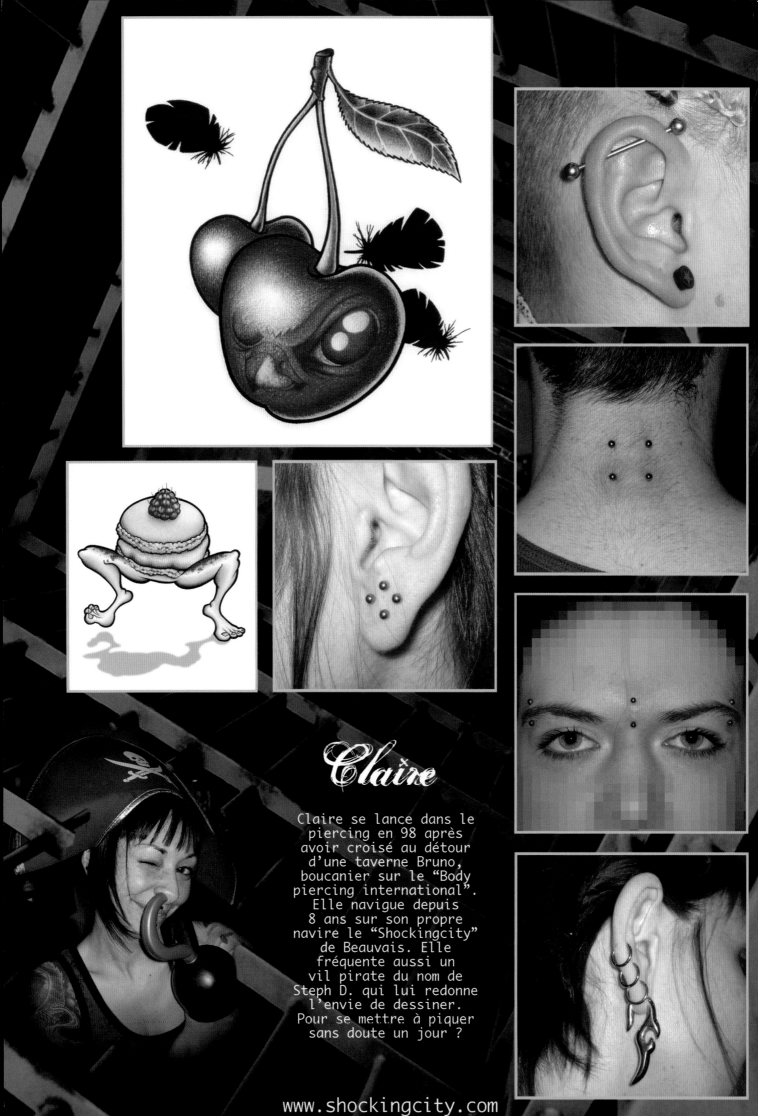

Claire

Claire se lance dans le piercing en 98 après avoir croisé au détour d'une taverne Bruno, boucanier sur le "Body piercing international". Elle navigue depuis 8 ans sur son propre navire le "Shockingcity" de Beauvais. Elle fréquente aussi un vil pirate du nom de Steph D. qui lui redonne l'envie de dessiner. Pour se mettre à piquer sans doute un jour ?

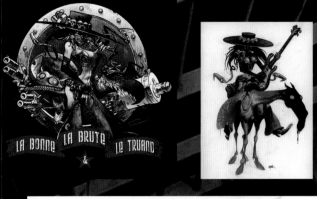

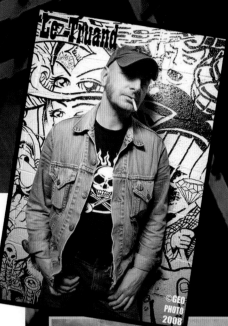

©GEO PHOTO 2008

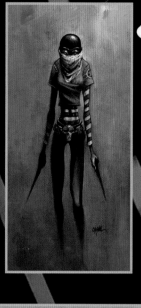

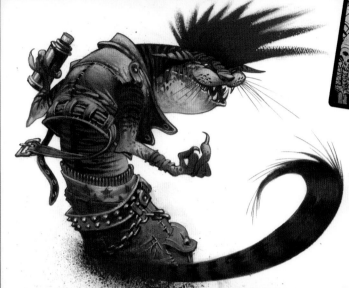

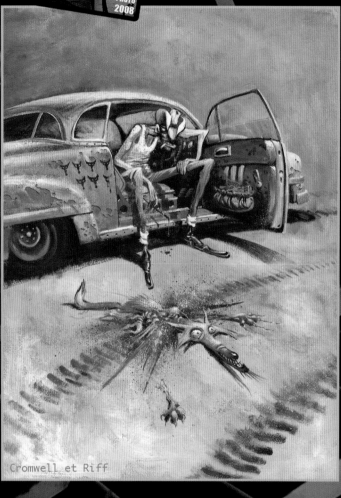

Cromwell et Riff

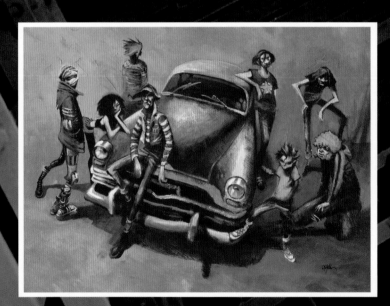

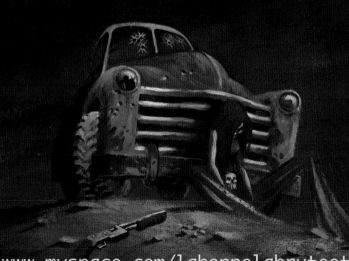

Cromwell

Didier Cromwell, vieux loulou parisien
sort sa première bande-dessinée en 85
un pur chef d'oeuvre : Le bal de la sueur
réalisé avec ses potes Riff Reb's et Ralph.
Depuis il ne s'est jamais arrêté de dessiner
Il publiera de nombreux albums tels que :
Les séries des "Anita Bomba", "Minetos
Desperados", les suites du bal de la sueur
avec sergei vladi qui ressemble étrangement
à une caricature de Schulz (le chanteur
de "Parabellum") et bien d'autres ouvrages
tous aussi merveilleux les uns comme les
autres.

www.myspace.com/labonnelabruteetletruand / www.cromwell.fr/elcoyote

Dago

Dago jeune flibustier du Chili commence sa carrière de Tatoueur d'abord en Amérique Latine au côté de Nishinja Das, puis poursuit un apprentissage avec Dimitri Hk en France, depuis il pille et tatoue à ses côtés à St Germain en Laye.

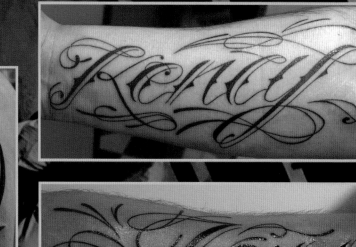

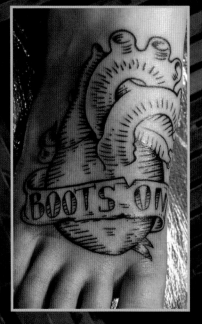

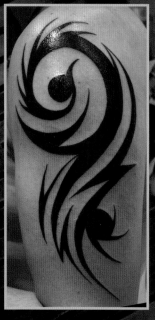

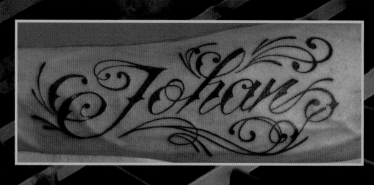

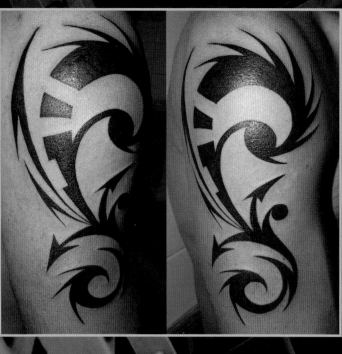

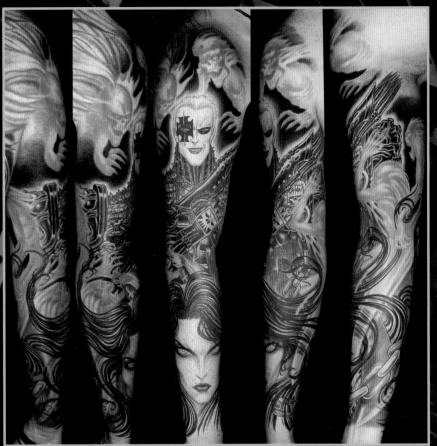

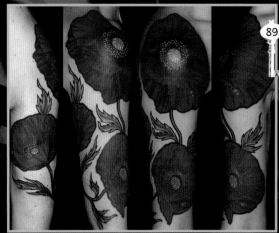

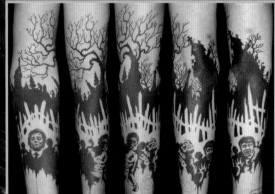

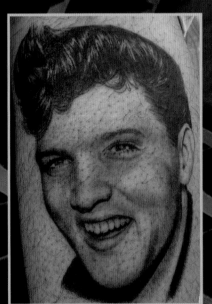

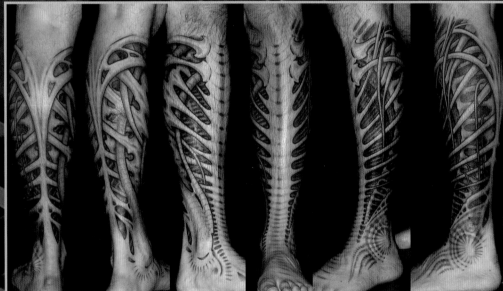

Easy Sacha

Sacha qui a toujours été intrigué par ces
vieux marins tatoués qui traînaient dans
les ports Normands, devient tatoueur en 97.
Il part en mer pour la première fois avec
le bateau "Tribal Act", puis intègre l'équipe
de Tin-Tin. Depuis il parcourt le monde au gré
des conventions. Il compte prendre le
large cette année pour de nouvelles
aventures avec son propre navire, en compagnie
de Navette.

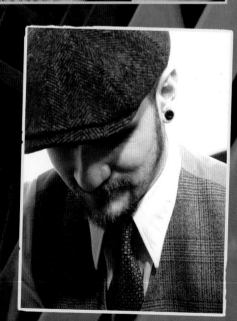

www.mysterytattooclub.com / www.myspace.com/easysacha

89

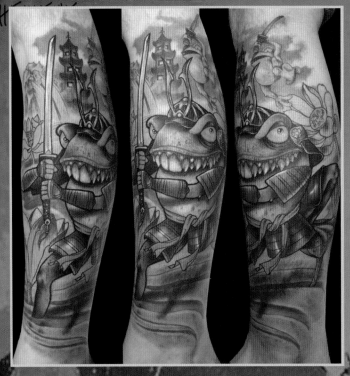
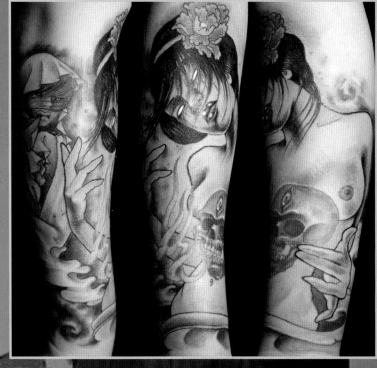

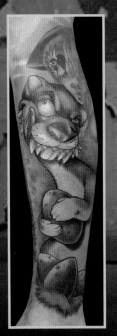
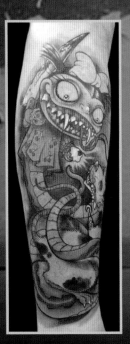
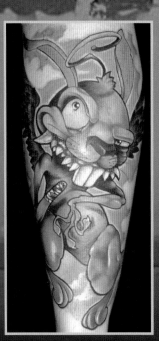
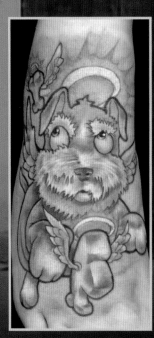
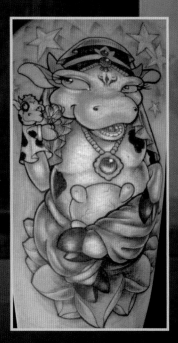

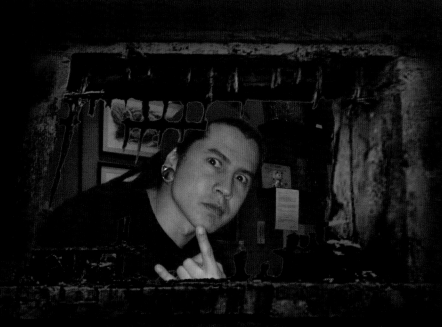

Ed Perdomo

Après avoir navigué en
Amérique Latine en
commençant par la Colombie
d'où il est originaire,
puis l'Asie, Ed jette son
encre aux couleurs vives
ainsi que son style cartoony
en Europe. Il y rencontre
Jee avec qui il réalise
le début d'un body que Jee
finira avec Steph D.
et Dimitri Hk au bagne
de Tuutebarapa.

www.edtattoos.com // www.myspace.com/edtattoos

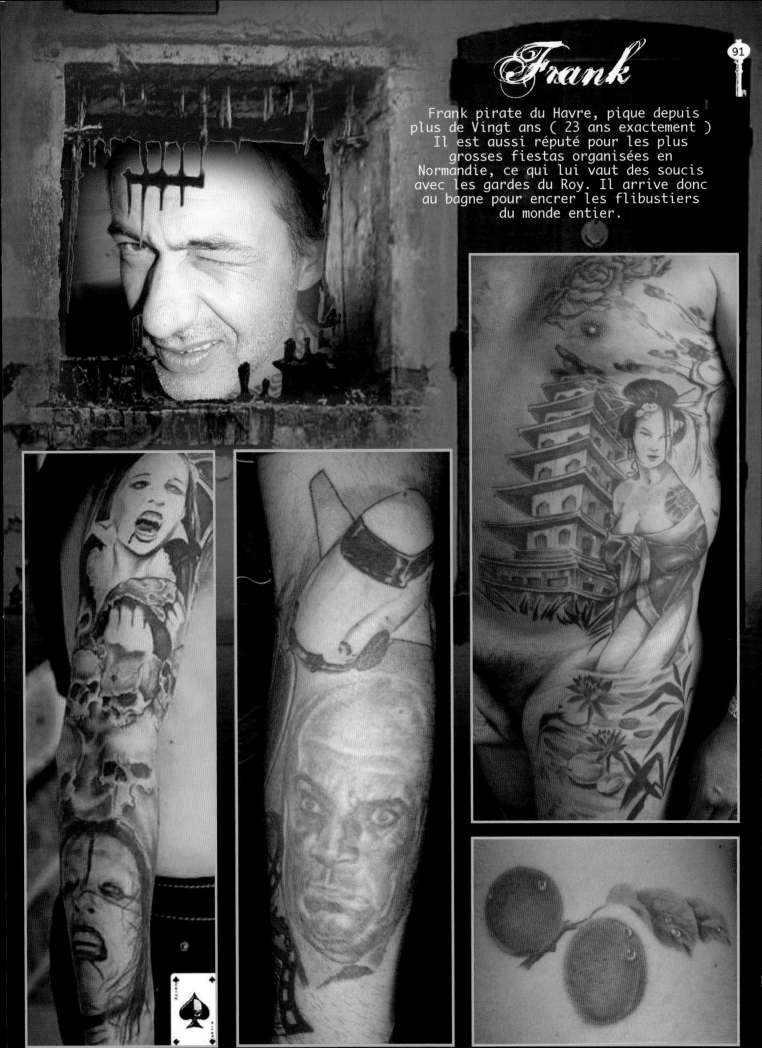

Frank

Frank pirate du Havre, pique depuis plus de Vingt ans (23 ans exactement) Il est aussi réputé pour les plus grosses fiestas organisées en Normandie, ce qui lui vaut des soucis avec les gardes du Roy. Il arrive donc au bagne pour encrer les flibustiers du monde entier.

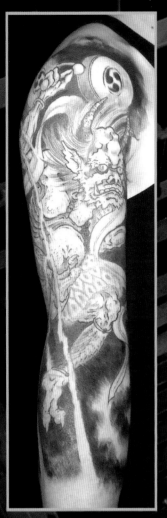
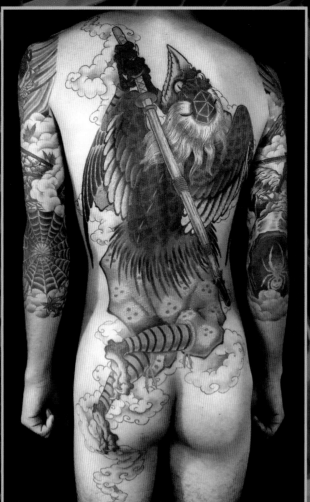
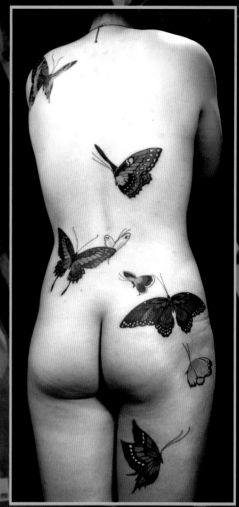
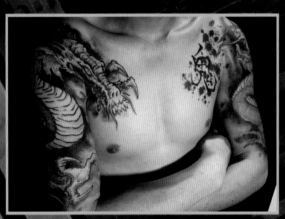
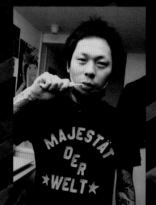
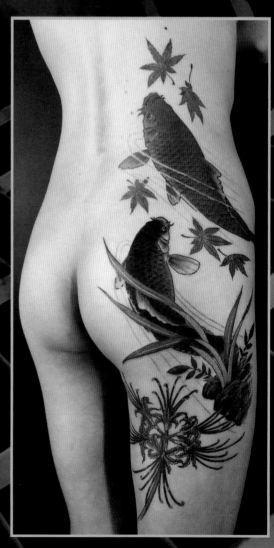

Gakkin

Gakkin est né à Wakayama où il y a appris les traditions du tatouage Syunga, il exerce son art sur les pires flibustiers du Japon à bord du navire "Chopstick Tattoo" amarré le plus souvent à Osaka. Il le quittera après sept ans de bons et loyaux services pour faire le tour du monde. C'est durant ce voyage qu'il passe un moment au bagne. De retour au Japon il rejoint son fidèle capitaine Gotch à bord du "Harizanmai" à Kyoto.

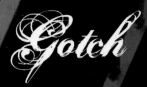

Gotch

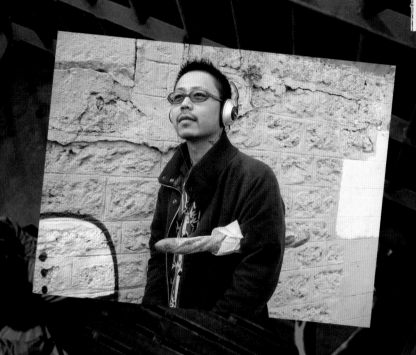

Gotch joyeux flibustier du "Chopstick Tattoo" où il a tatoué durant 8 ans, rencontre Dimitri Hk et Steph D. lors d'un séjour en France. Il restera près d'un an à Paris, naviguant entre "Tribal Act" et "Dimitri Tatouage". De retour au Japon il construit son propre navire le "Harizanmai". Et se vante à qui veut l'entendre qu'il parle français... Pas à nous Gotch...

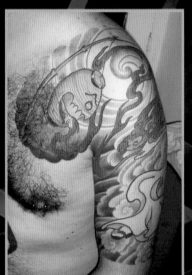 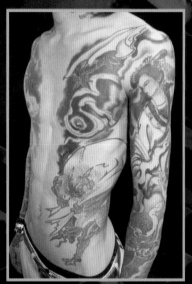 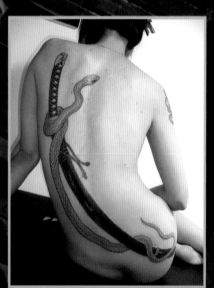 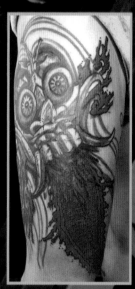

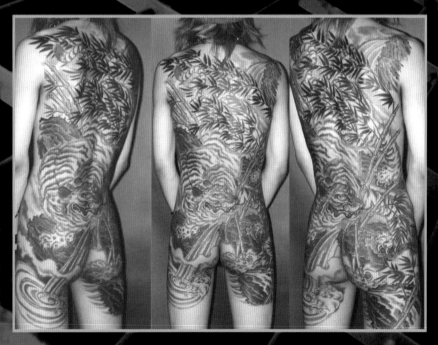 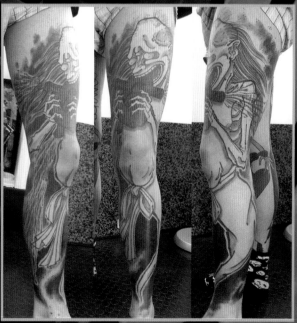

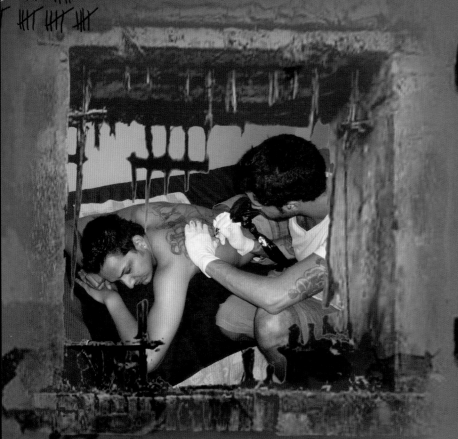

Issa

Issa de Cherbourg, fait un petit
passage au port de Rouen, où il y
touche pour la première fois
l'aiguille, après quoi il s'engage
sur un navire pour la Réunion,
il y dessine ses premiers Flashes.
Après une expérience dans le
cartoon, il revient en France,
où il rejoint le galion du
grand capitaine Tin-tin.
Avec Tin-tin et son équipe,
ils font un passage au bagne.
Malin il arrive à s'en évader et
se lance sur la route des Indes,
bonne route Issa Colomb...

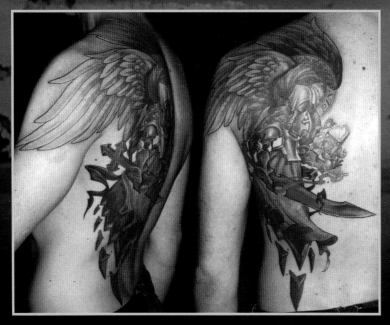

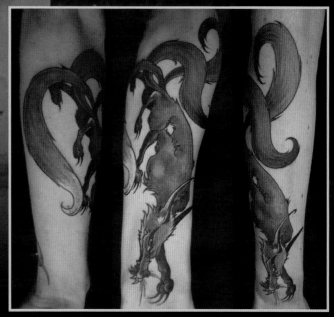

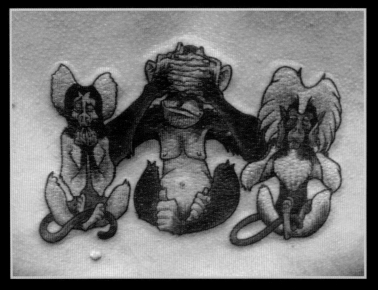

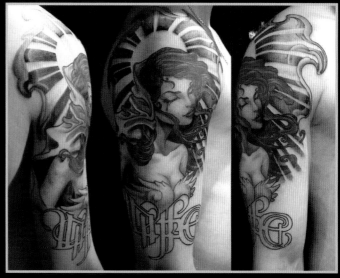

Jee Sayalero

Jee arrive en Europe sur un navire marchand provenant du Venezuela. Il passe à Angoulême ,s'arrêtte à Londres sur le bateau de Mo Coppoletta. C'est à cette époque qu'il rencontre Dimitri Hk et Steph D et qu'il les rejoint sur "le Full caña jikken". Leurs périples les emmènent souvent à Montreal chez Safwan. Une "dream team" est crée. Jee réussit, entre deux aventures, à monter son navire le "HumanFly".

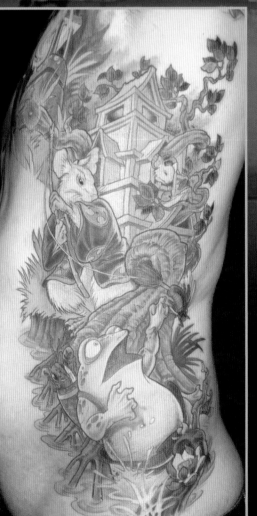

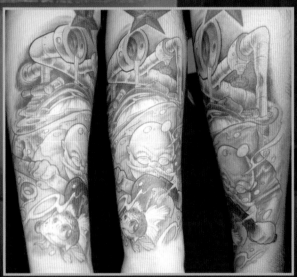

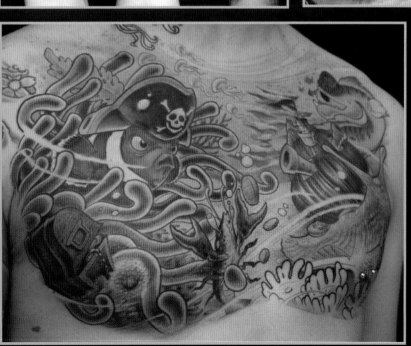

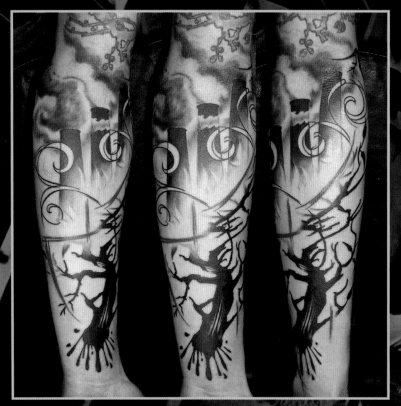

Karl Marc

Karl Marc, plus connu sous le nom de Barbe blonde, capitaine du "On the Road tattoo", navigue sur l'Atlantique entre les Amériques et la France, il y fournit les pires pirates en machines, grand technicien du dermo, il se fera une solide réputation de boucanier.Après treize années de flibusterie et de nombreuses rencontres (Yann Black, Lea Nahon etc..) il se fait prendre par la marine du Roy... Bienvenue sur Tuutebarapa.

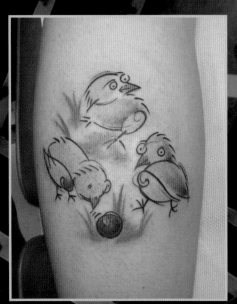
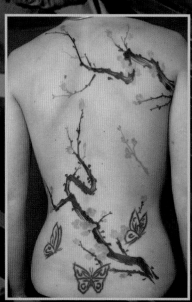
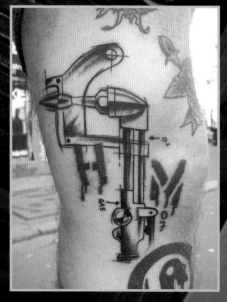

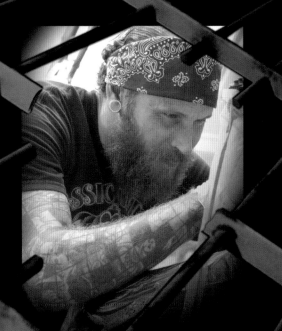
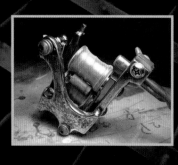
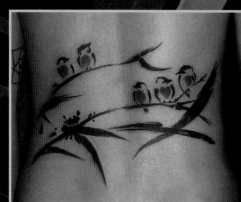

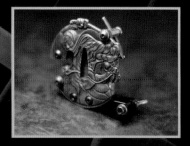
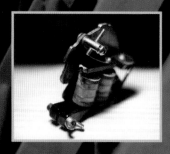

www.karlmarc.com / www.ontheroadtattoo.com

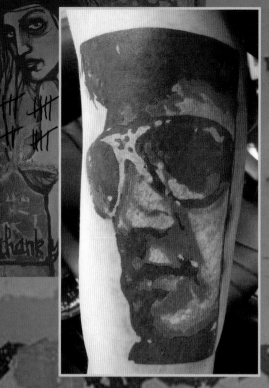

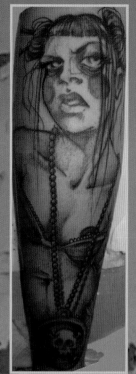

Léa Nahon

Léa a passé son enfance dans la sciure d'un cirque. C'est là qu'elle s'est familiarisée avec le tattoo en étudiant les motifs encrés sur les bras des dresseurs de lions. Après quelques années de voyages à travers l'Europe, elle trouve que marcher sur un fil n'est pas une situation très stable... Alors elle quitte le monde du cirque et rejoint un bateau en partance pour les Amériques, le "On the road Tattoo".

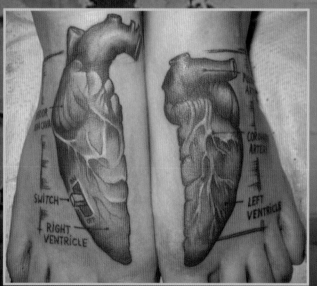

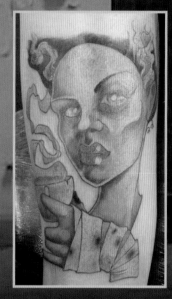

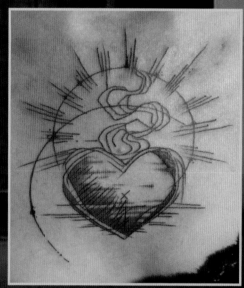

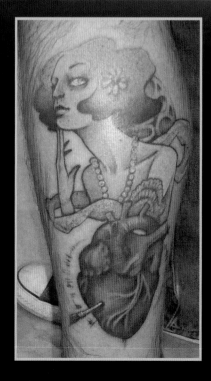

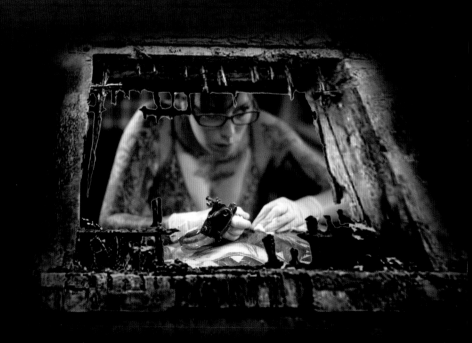

Luluberlu

Ludi, la Vendéenne surnommée Luluberlu, est une amie de longue date de Steph D. et Dimitri Hk.
Après avoir bien bourlingué, elle se fixe à Toulouse, ou elle se joint (de beu) à un groupe d'artistes dans une drôle de taverne abandonnée. Elle y peint ses Lili aux mines affectueuses et renfrognées. Ses gamines sont la trace d'histoires douces et amères qui plaisent aux petits et rappellent aux grands combien il est bon d'être insouciant.

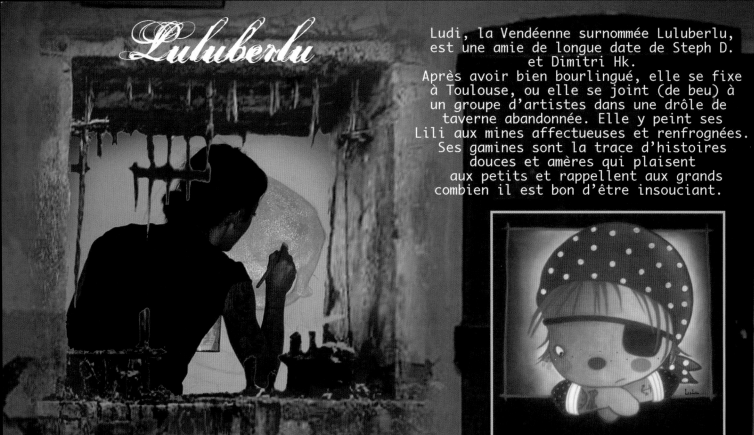

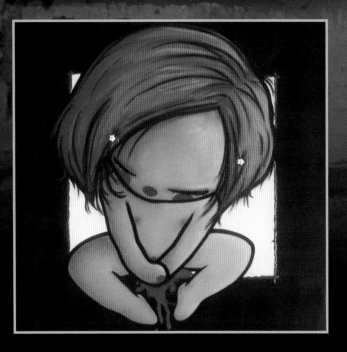

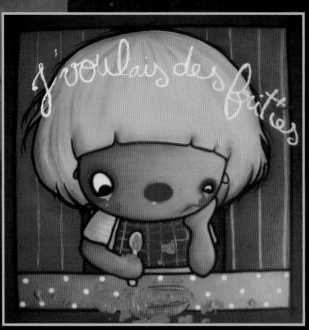

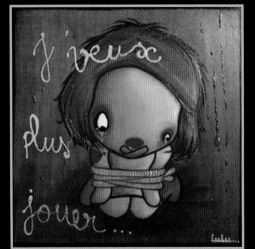

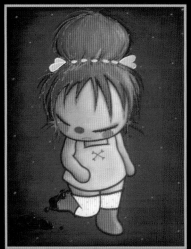

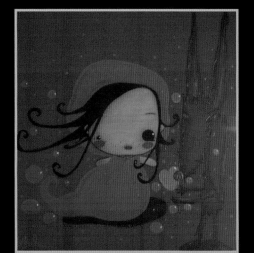

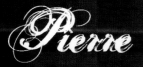

Pierre

Pierre Chapelan commence à tater de l'aiguille il y a quinzaine d'années. Il apprend le métier auprès de son père Michel de Bordeaux. Il le quitte pour naviguer seul au Canada. Pierre tatoue à bord du "Tattoo Mania" à Montréal en compagnie de Valérie, son épouse, et de Rémi, Simon, Scal, Frank Guillaume et Joël. Il organise aussi une grosse teuf, où les tatoueurs du monde entier se retrouvent : l'Art Tattoo Montréal.

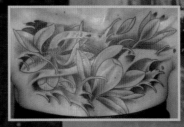

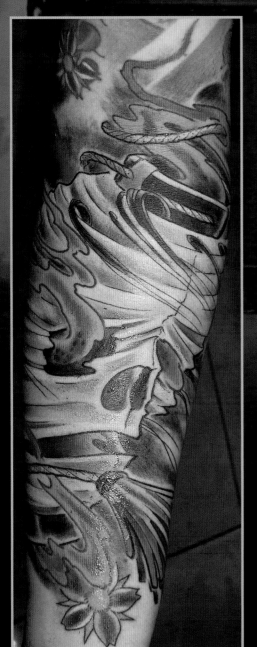

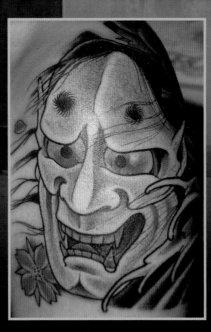

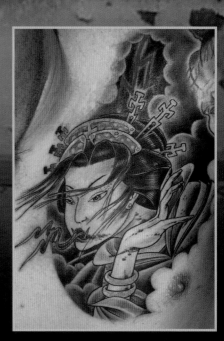

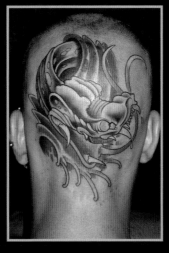

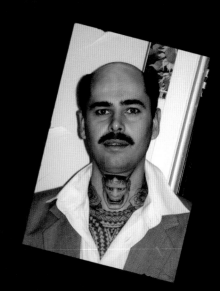

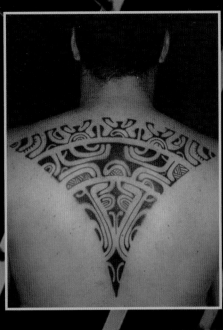

Pili Mo'o

Mo'o débute en 90 sa carrière de tatoueur au côté de Chimé qui lui apprend la symbologie Marquisienne. Il restera 6 ans chez Mao et Cathy à Madrid. Il rencontre ensuite Sua-Sulu'ape Paulo 2 qui le prend sous son aile et lui apprend la philosophie du tattoo Samoa et la construction des peignes. Mo'o sera son dernier élève. Sua-Sulu'ape nous quitte en 99. Mo'o comme tous les bons pirates est installé sur une île à Ténérife aux Canaries.

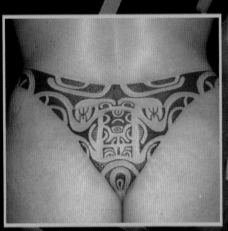

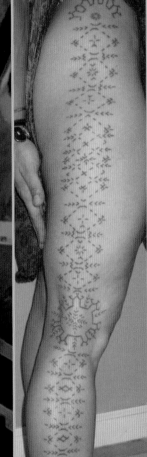

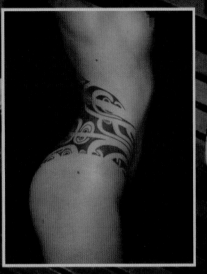

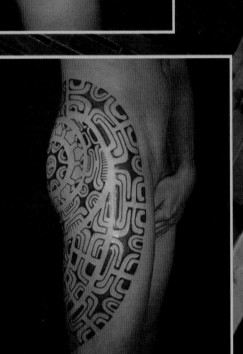

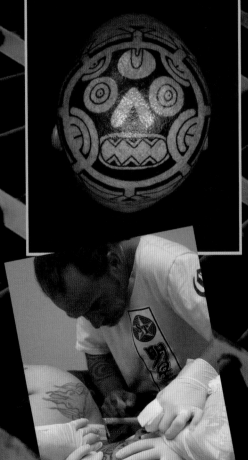

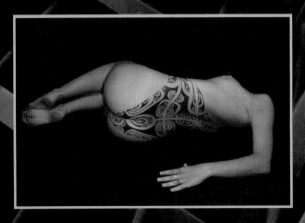

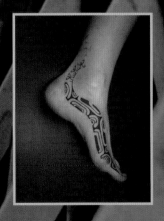

www.mootatau.com

Quentin

Quentin fera sa scolarité à l'école Boulle, pour devenir ébéniste, mais de mauvaises fréquentations l'emmèneront sur un autre chemin : la piraterie et le tattoo. Il commence son parcours sur le "Illusion of light", puis il passe un peu de temps à Fontainebleau sur le navire de Bruno Kéa, enfin il rencontre Dimitri Hk et Steph D. Il reste quelques mois chez eux en tant qu'invité. Puis il poursuit sa route jusqu'à Chartres où il tatoue actuellement.

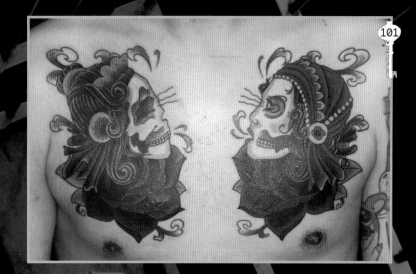

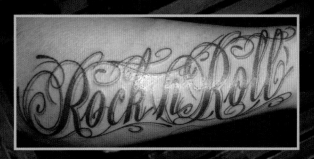

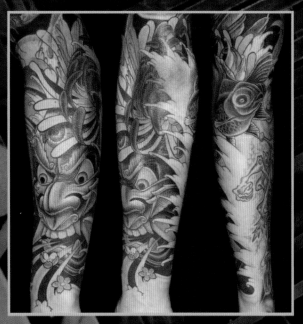

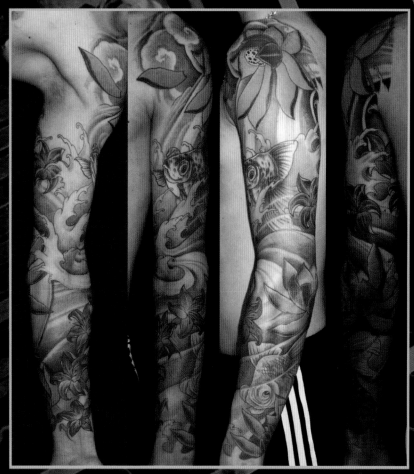

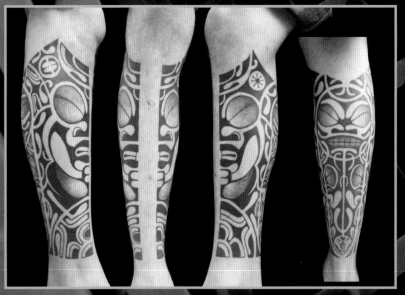

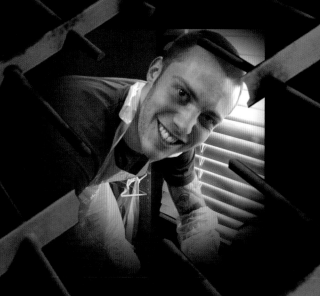

www.myspace.com/tattoobyquentin

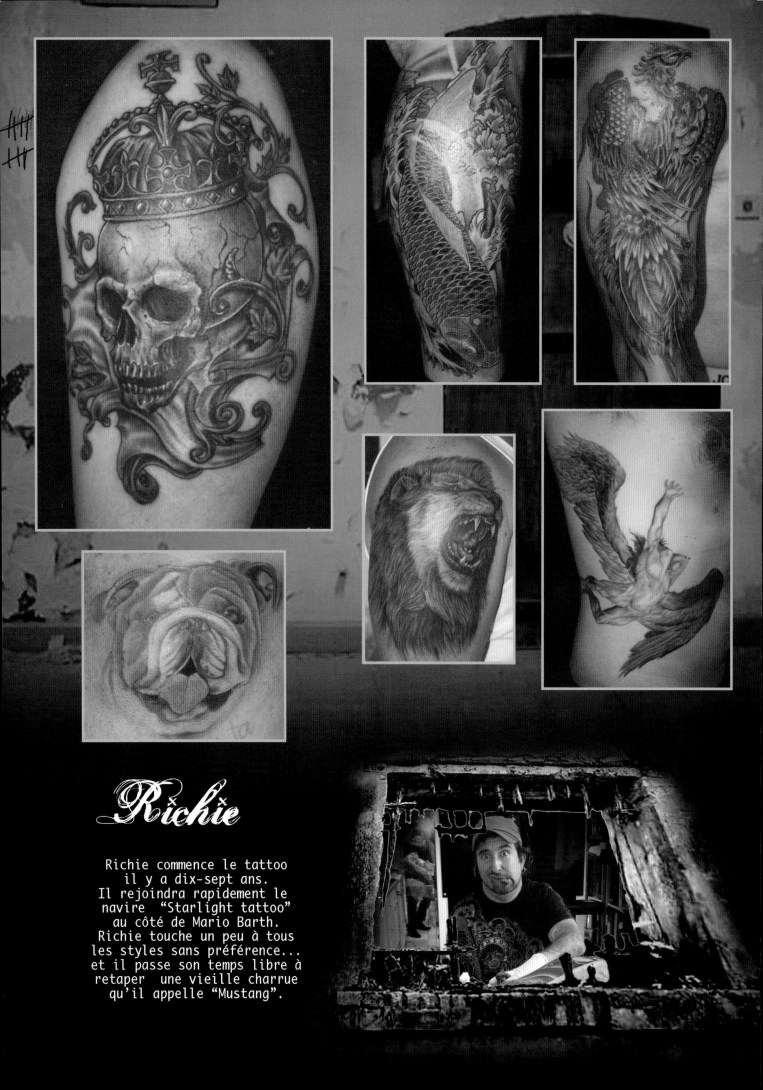

Richie

Richie commence le tattoo
il y a dix-sept ans.
Il rejoindra rapidement le
navire "Starlight tattoo"
au côté de Mario Barth.
Richie touche un peu à tous
les styles sans préférence...
et il passe son temps libre à
retaper une vieille charrue
qu'il appelle "Mustang".

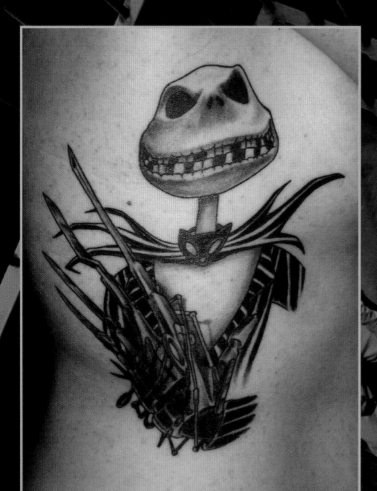

Romain

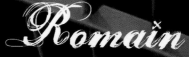

Ancien troubadour musicien auprès de groupes comme "Rude Boy System", "Cobalt 62", "Hot Tong", "8.6 crew" et "Onesta", Romain se reconvertit en tatoueur il y a quatre ans. Il rejoint l'équipe de Tin-Tin deux ans plus tard, où il exerce encore son art actuellement...

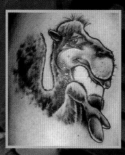

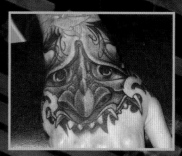

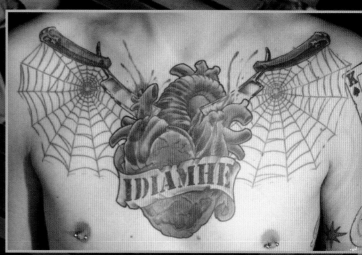

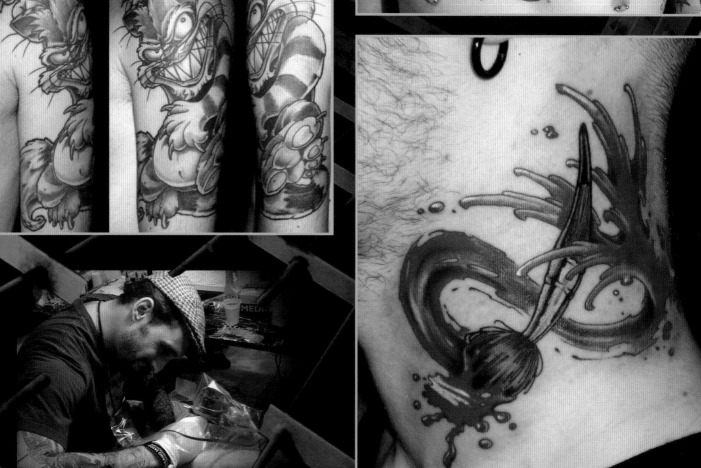

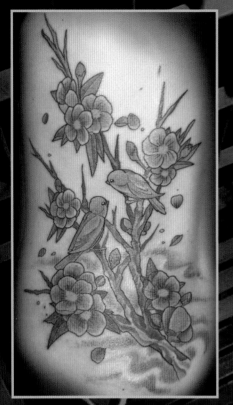

Safwan

Safwan débute en 94 dans le tatouage, en parallèle
d'une carrière de musicien dans les groupes
"Banlieue rouge", puis "Akuma". Il commence
à naviguer à bord de son galion l'Imago en 97.
Il se lance par la suite dans la confection de
machines à tatouer entre deux voyages en Europe,
où il participe à de nombreuses conventions.

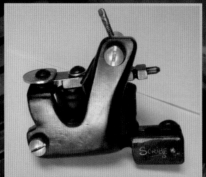

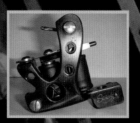

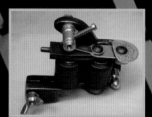

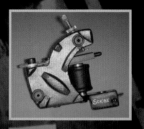

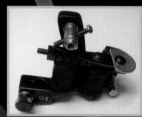

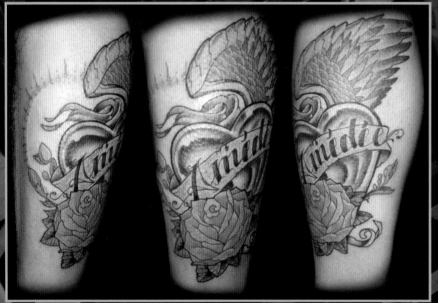

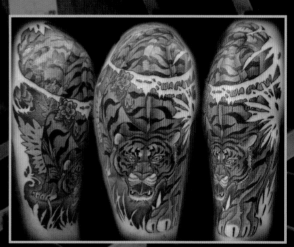

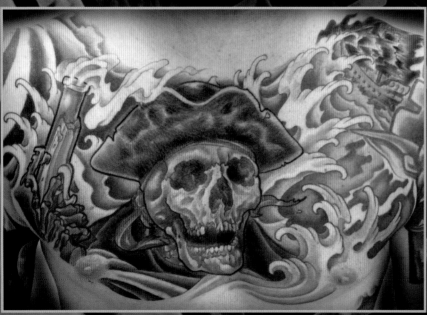

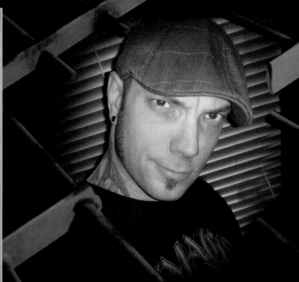

Théo

Théo navigue beaucoup pour rencontrer les pires flibustiers du monde entier. C'est ainsi qu'il tombe sur Steph D. et Dimitri Hk.
Théo bourlingue quelque temps avec eux et retourne au Havre où il pique sur le "FTW" (Frank's Tattoo Word).

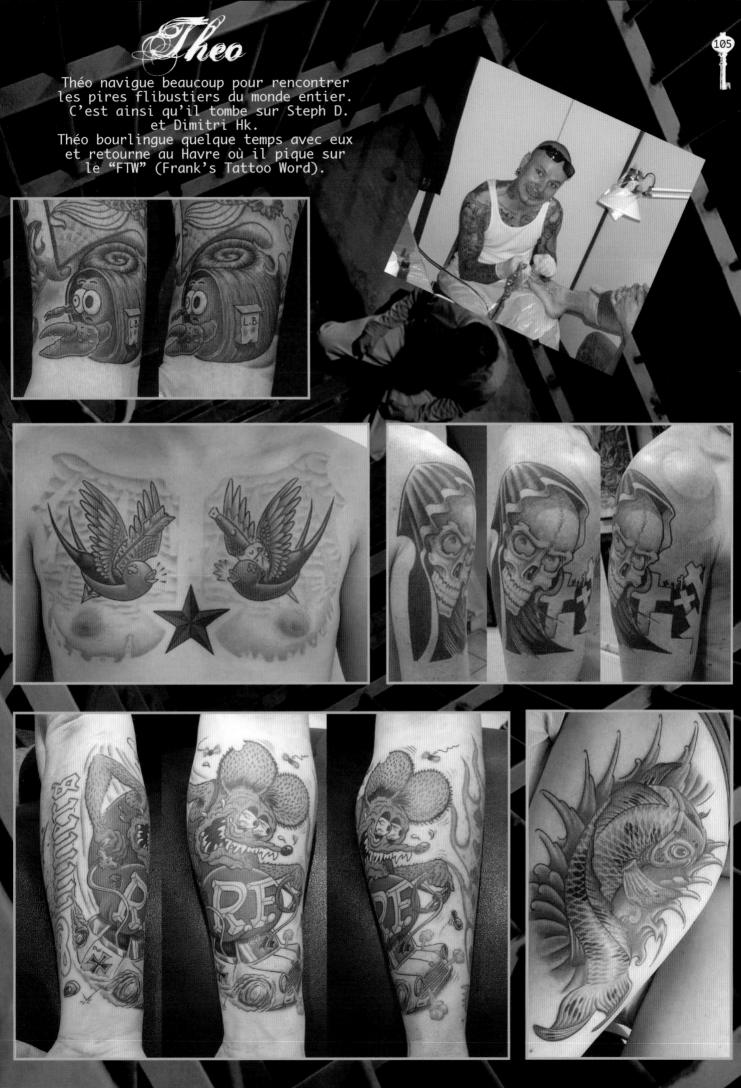

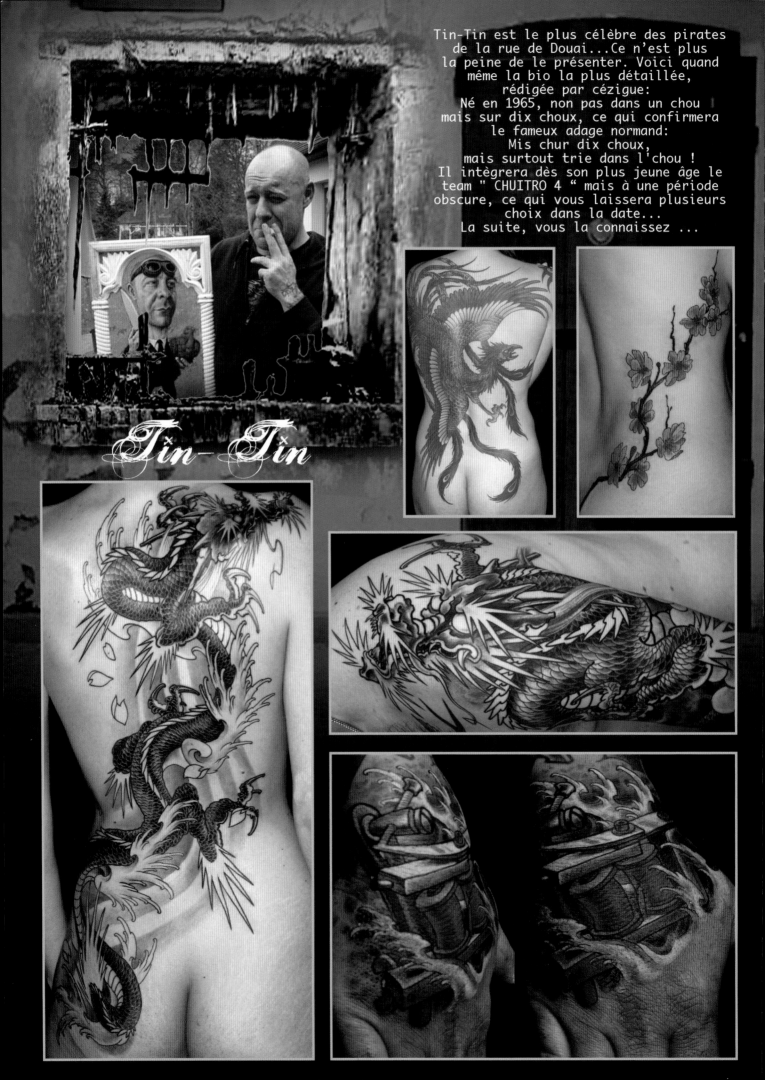

Tin-Tin est le plus célèbre des pirates de la rue de Douai...Ce n'est plus la peine de le présenter. Voici quand même la bio la plus détaillée, rédigée par cézigue:
Né en 1965, non pas dans un chou mais sur dix choux, ce qui confirmera le fameux adage normand:
Mis chur dix choux, mais surtout trie dans l'chou !
Il intègrera dès son plus jeune âge le team " CHUITRO 4 " mais à une période obscure, ce qui vous laissera plusieurs choix dans la date...
La suite, vous la connaissez ...

Tin-Tin

www.tin-tin-tattoos.com

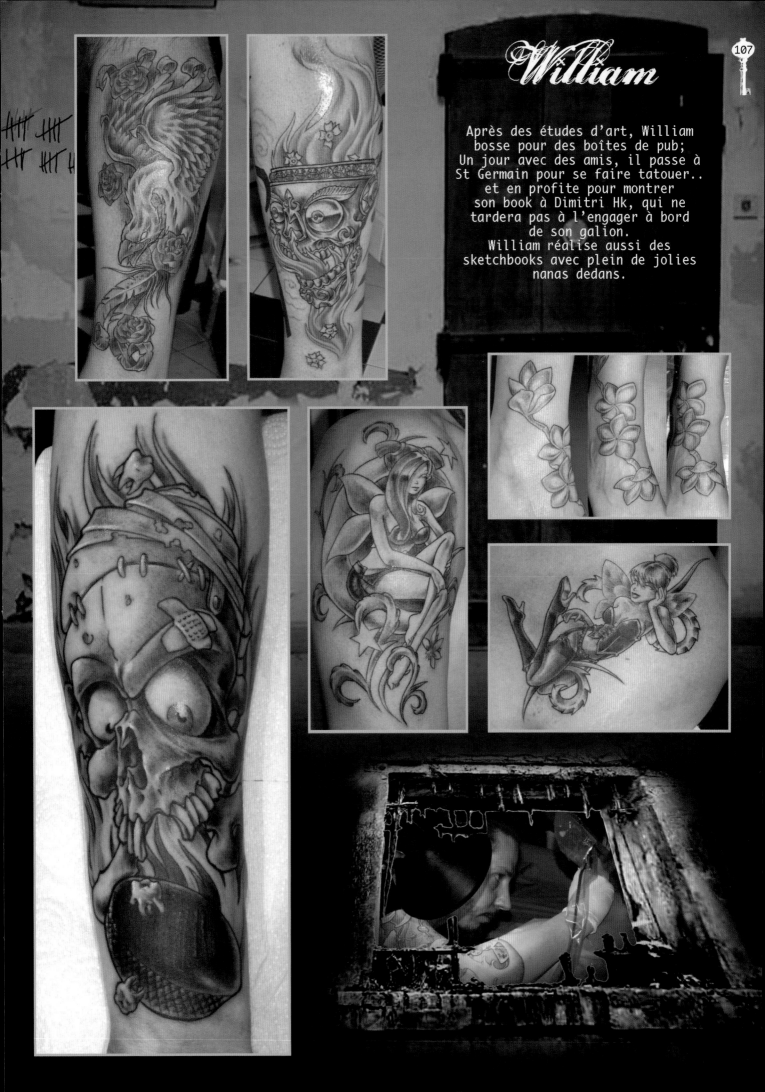

William

Après des études d'art, William bosse pour des boîtes de pub; Un jour avec des amis, il passe à St Germain pour se faire tatouer.. et en profite pour montrer son book à Dimitri Hk, qui ne tardera pas à l'engager à bord de son galion. William réalise aussi des sketchbooks avec plein de jolies nanas dedans.

Steph D.

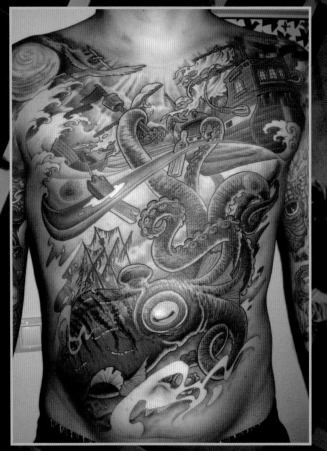
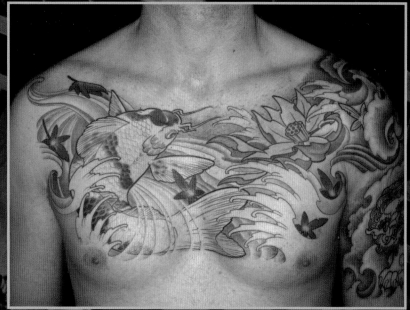
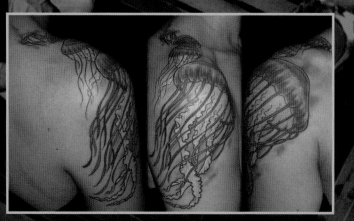
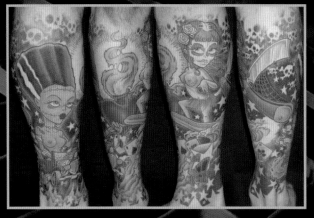
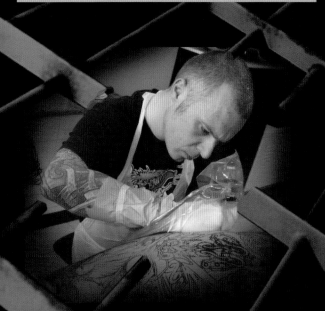
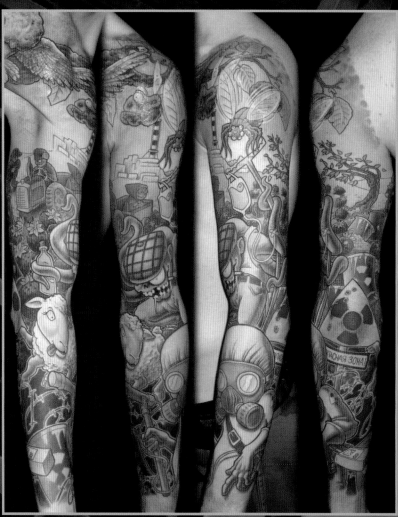

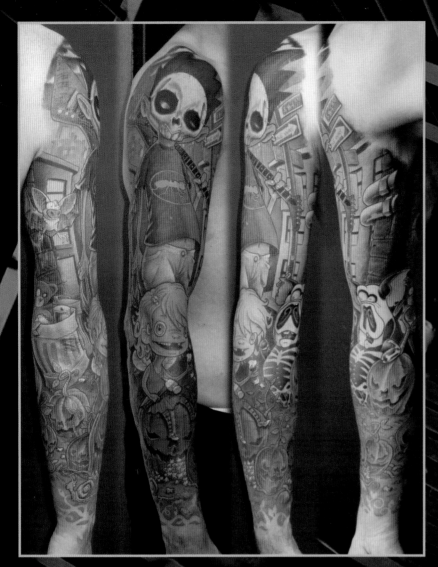

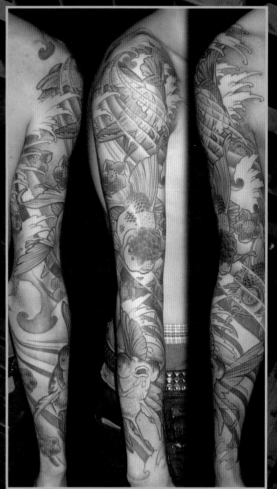

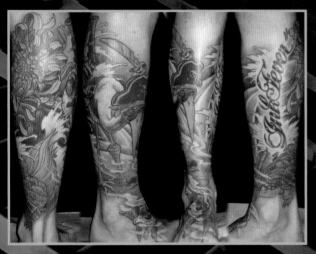

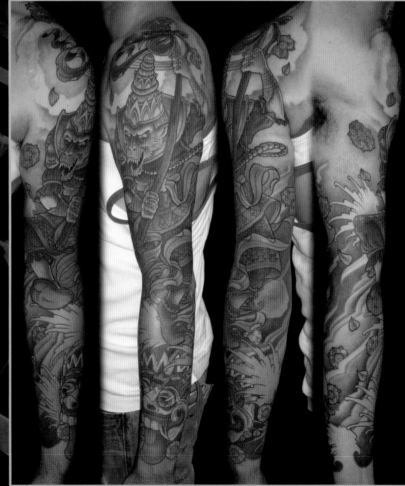

Steph D. célèbre pirate du "Full
caña jikken" perd sa main droite
lors d'un assaut contre un navire
de la marine du Roy. Il se rend sur
l'île de la Tortue pour rencontrer
un savant fou du nom de Frankenstein.
Le docteur alcoolique depuis une
traumatisante expérience avec une
créature qu'il créa avec des morçeaux
de cadavre, lui greffe une mauvaise
main, mais c'est quand même mieux
qu'un crochet. On doit admettre
quand même que Steph D. dessine
vachement bien avec deux mains
gauches...

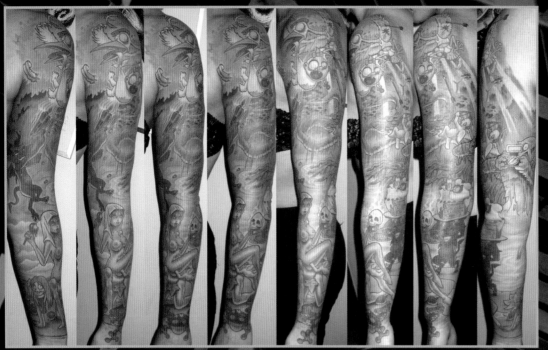

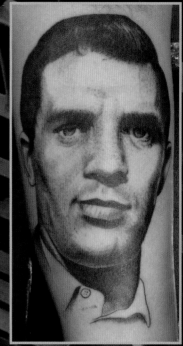

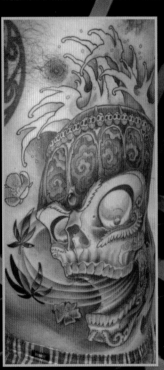

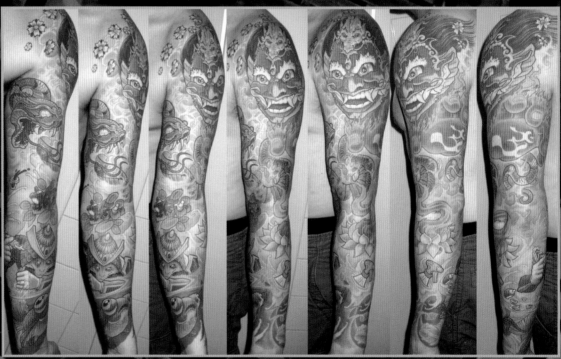

Dimitri Hk

On raconte sur le capitaine Dimitri Hk
que lors d'une bataille contre une
pieuvre géante, ses yeux furent arrachés
par l'animal. Il n'a plus qu'à rendre
visite au même savant fou que Steph.
Le bougre toujours aussi saoul, lui
greffe des oreilles de chauve - souris
au lieu de yeux tout neufs. On doit
bien admettre que Dimitri Hk dessine
vachement bien pour un aveugle.

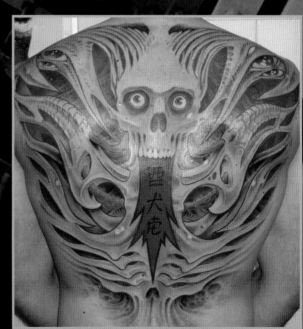

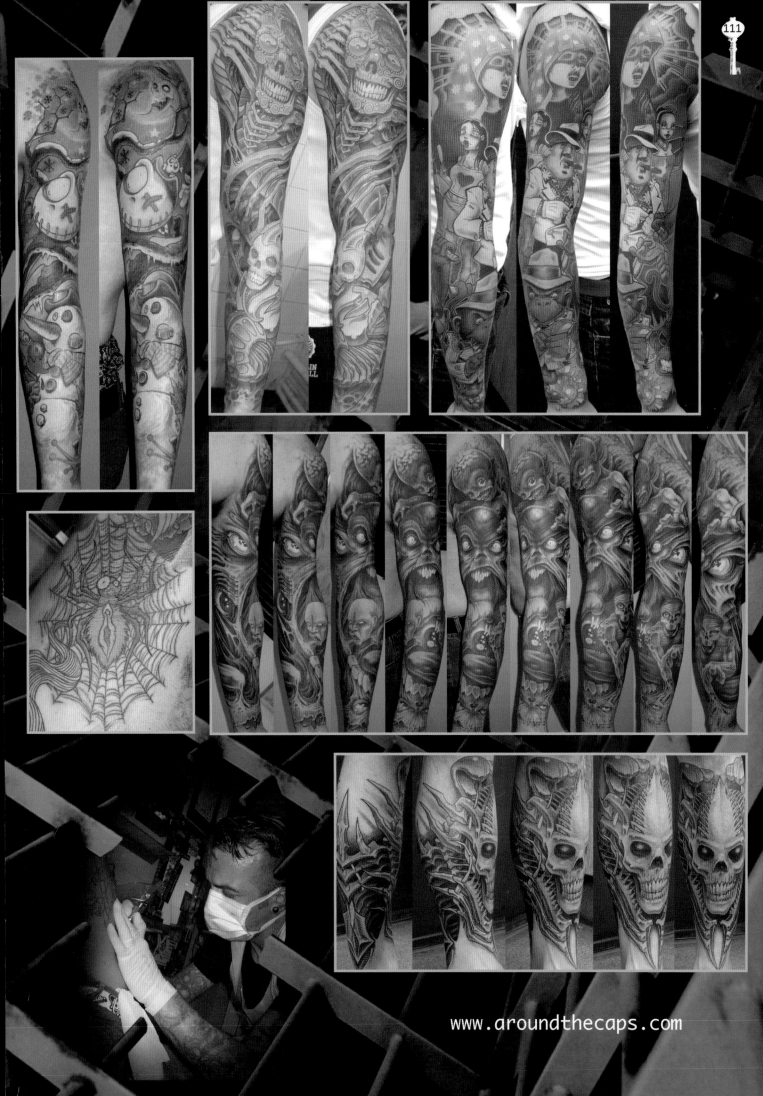

www.aroundthecaps.com

Remerciements :
Benjo San, Marie-pierre Moinet, Ana & Jee,
Stephanie Wildcat, Safwan,
Nat Hk et Elisabeth

Achevé d'imprimé en septembre 2008
sur les presses de S.P.E.I. - 34 bis Av. Ch.de Gaulle - 54425 Pulnoy
Dépôt légal : 3ème trimestre 2008
ISBN : 978-2-918024-00-2